AF341168

TRAITÉ

DE

LA CATARACTE,

AVEC

DES OBSERVATIONS

Qui prouvent la néceſſité d'inciſer la cornée transparente & la capſule du cryſtallin, d'une manière diverſe, ſelon les différentes eſpèces de Cataractes :

Par M. De Wenzel, fils, Baron du S.-Empire, Médecin de la Faculté de Nancy, & Docteur-Régent de la Faculté de Médecine en l'Univerſité de Paris.

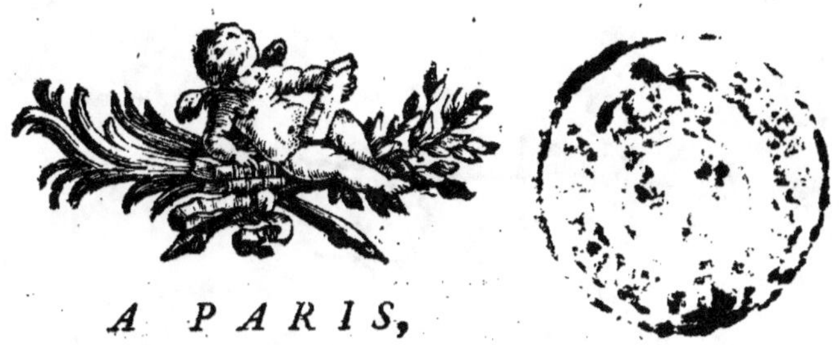

A PARIS,

Chez P. J. Duplain, Libraire, cour du Commerce, rue de l'ancienne Comédie Françoiſe.

M. DCC. LXXXVI.

Avec Approbation, & Privilège du Roi.

Te 69
162

T. 3474

On trouve chez le même Libraire,

Les *Inſtitutions de Médecine-Pratique, traduites ſur la quatrième & dernière Edition de l'Ouvrage Anglois de M.* Cullen, *Profeſſeur de Médecine, à Edimbourg; de pluſieurs Sociétés Royales, & premier Médecin du Roi pour l'Écoſſe; par M.* Pinel, *Docteur en Médecine.* Paris, 1785. 2 vol. *in-*8°. 12 liv. relié.

Traité de l'Hydrocèle, ſa cure radicale, & traitement de pluſieurs autres maladies qui attaquent les parties de la génération de l'homme ; par M. Imbert Delonnes, *premier Chirurgien de S. A. S. Monſeigneur le Duc d'Orléans,* Paris 1785, *in-*8°. 6 liv. rel.

On s'abonne auſſi chez le même Libraire, pour la *Gazette de Santé, ou Analyſe de livres & de faits nouveaux, relatifs aux diverſes branches des Sciences naturelles, telles que la Chymie, la Botanique, la Médecine, la Chirurgie, &c.* Le prix de l'abonnement eſt de 9 livres 12 ſols, port franc par tout le Royaume. Il en paroît réguliérement une feuille toutes les ſemaines.

PREFACE

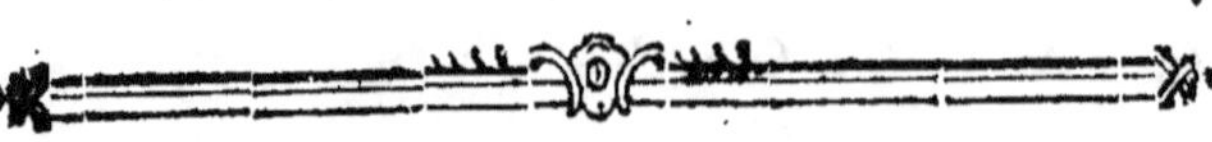

PRÉFACE.

LA partie de la Chirurgie relative aux Maladies des yeux & aux moyens de les guérir, est une des plus importantes de cet Art, soit en raison de la dextérité qu'elle exige dans les personnes qui s'y livrent, soit par l'étendue & l'exactitude des connoissances qu'il faut réunir pour y obtenir des succès. L'opération de la Cataracte est principalement dans ce cas ; de tout temps on l'a regardée comme très-difficile ; aussi a-t-elle fixé l'attention de beaucoup d'Auteurs, & il y a peu de parties de l'Art sur lesquelles on ait écrit davantage. Les méthodes de pratiquer cette opération ont été aussi très-variées, & les opinions fort partagées sur chacune d'elles. Quoique la plûpart des Oculistes aient renoncé aujourd'hui à la depression du cryftallin, d'après le peu de réussite &

les inconvéniens qu'elle présente , un homme célèbre, *Percival Pott*, la préfere encore à l'extraction. Pour cette dernière, les uns emploient un instrument fait en forme de pique , de trefle; d'autres se servent d'une lame courbe & arrondie d'un côté; il en est qui veulent encore qu'on fixe l'œil avec des machines, quoiqu'il soit bien reconnu qu'elles nuisent toujours, comme je l'ai fait voir fort en détail.

Pourquoi les gens de l'Art n'adoptent-ils pas tous une méthode uniforme pour la pratique des opérations? Pourquoi ne conviennent-ils pas entr'eux de celle qui est la plus simple, la plus facile, & qui conséquemment promet le plus de succès? Pourquoi enfin le désir de présenter une nouveauté est-il si souvent le seul motif qui engage à inventer des instrumens, dont la forme & l'usage sont presque toujours moins avantageux que ne l'annon-

cent leurs auteurs ? Cette réflexion eſt ſur-
tout appliquable à pluſieurs méthodes
imaginées pour l'opération de la Cataraĉte. Si les perſonnes de l'Art qui ont
inventé la plûpart des inſtrumens qui con-
ſtituent les différentes méthodes propoſées
pour la pratiquer, ne s'étoient pas trop
preſſées de les faire connoître, elles auroient preſque toujours appris par l'expérience qu'ils n'avoient point tous les avantages qu'elles s'en étoient promis.

Lorſqu'un nouvel inſtrument eſt bon
& utile, il ſuffit à ſon Inventeur de s'en
ſervir dans les opérations qu'il pratique;
il n'a pas beſoin de l'annoncer: ſes avantages reconnus par les malades, le ſont
bientôt par les Chirurgiens; l'eſpèce de
tradition que favoriſe la ſociété, eſt la
ſeule voie qui aſſure tôt ou tard aux méthodes véritablement nouvelles & utiles,
leur prééminence ſur les autres. En ſuivant cette voie, on ne riſque point d'in-

duire les autres en erreur : lorſque les inſtrumens n'ont pas tout le mérite qu'on leur avoit cru, l'illuſion que les premières idées ont fait naître s'effacent inſenſiblement ; ou bien l'adoption & l'uſage de ces inſtrumens, qui s'établit peu-à-peu parmi tous les Chirurgiens, en aſſure tôt ou tard les avantages, & fixe la préférence qui leur eſt due

Telle a été la marche que mon père a ſuivie. L'inſtrument dont il ſe ſert pour extraire la Cataraĉte, la méthode qu'il met en uſage pour faire cette opération, ont été imaginés il y a environ trente-cinq ans ; une pratique longue & heureuſe a aſſuré généralement ces avantages. Quoiqu'il n'ait rien publié ni écrit depuis cette époque, ſon inſtrument & ſa méthode ont été adoptés par beaucoup d'Oculiſtes ; mais pluſieurs de ceux qui ont écrit ſur la Cataraĉte ont fait connoître l'inſtrument ſans rendre à mon père la juſtice qu'il méritoit,

ſoit que ces connoiſſances leur ſoient par-
venues par des routes éloignées, ſoit qu'ils
aient voulu ſe les approprier. Il y en a
même peu, parmi ceux qui ont décrit &
préſenté l'inſtrument, & la méthode de mon
père, qui l'aient cité, & pluſieurs n'en ont
fait aucune mention (1).

Inſtruit par ſes ſoins, guidé par ſes con-
ſeils, dans le traitement interne & externe
des maladies des yeux, auxquelles je me
ſuis attaché ſpécialement; occupé ſur-tout
depuis plus de douze ans de l'opération de
la Cataracte, j'ai cru devoir à la reconnoiſ-
ſance ainſi qu'à l'amitié dont il m'a com-
blé, de publier ſes ſuccès; j'ai ſur-tout été
déterminé à le faire par l'utilité dont ſa méthode mieux connue & plus juſtement ap-
préciée, pourra être pour ceux qui ſe livrent à cette partie de l'art de guérir. J'ai
décrit dans le plus grand détail ſon inſtru-

____

(1) Voyez *Richter*, Obſervation de la Cataracte, pag.
20, 1770.

ment, notre manière d'opérer ; j'ai indiqué toutes les précautions qu'il faut prendre avant, pendant, & après l'opération ; j'ai fait mention des différentes pratiques que nous employons, suivant les diverses complications de la Cataracte ; j'ose croire que cette partie de mon Ouvrage est entièrement neuve ; j'ai combattu plusieurs préjugés qui ne font que trop généralement adoptés, sur quelques points relatifs à cette maladie.

Comme mon seul but est de consigner dans cet Ouvrage les succès de la méthode de mon père, de guider la marche de ceux qui voudront la suivre, & de rectifier quelques erreurs répandues par les Auteurs qui ont décrit cette méthode, sans la connoître parfaitement, la partie de la description est celle que j'ai le plus soignée.

Je n'ai point traité en détail des causes de la Cataracte naturelle, ni de sa curation par les remèdes internes, parce que je crois les premières fort peu connues, & la seconde absolument impossible, quand cette maladie a fait quelque progrès. Je n'ai point non plus insisté sur l'histoire des différentes méthodes proposées pour l'opération de la Cataracte, depuis *Celse* jusqu'à nos jours; je n'en ai dit que ce qui m'a paru nécessaire pour l'intelligence de la nôtre.

J'ai rapporté un assez grand nombre d'observations, pour prouver chacune des assertions que j'ai avancées. Je n'ai choisi que celles qui étoient les plus frappantes. J'aurois pu, comme un Chirurgien moderne (1), les présenter en foule, si j'eusse cru devoir faire mention de tous les cas, même les plus ordinaires. Mais comme cela ne m'a paru propre qu'à grossir inutilement un volume, je n'ai pas voulu donner au Pu-

____

(1) M. G. *Pellier fils*, Chirurgien de Montpellier, Recueil de Mém. & d'Observat. sur les Maladies de l'œil. Montpellier, 1783, *in*-8°. de 524 pages.

blic la lifte raifonnée des malades que nous avons opérés mon père & moi. Les faits les plus remarquables que j'ai décrits ont été choifis dans le nombre confidérable des cas qui fe font préfentés à nous, & les Praticiens judicieux & vrais favent affez combien les chofes extraordinaires font rares.

J'ai foigneufement évité de donner trop d'étendue à cet Ouvrage, en n'y inférant que les détails abfolument effentiels. Je puis certifier que je n'ai parlé que d'après l'expérience de mon père & la mienne. Chaque affertion eft étayée fur plufieurs Obfervations ; enfin ce que je publie aujourd'hui eft le fruit de quarante ans de travaux. Puiffent-t-ils être de quelqu'utilité !

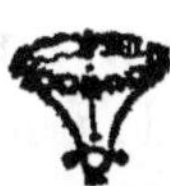

TRAITÉ

TRAITÉ
DE
LA CATARACTE.

§. I. *Définition de la Cataracte.*

De toutes les opérations que pratique la Chirurgie, il n'en est aucune dont le succès soit plus brillant, que celle qui rend la vue aux personnes qui l'ont perdue, en enlevant la cause de leur cécité, ou le corps opâque, qui empêche les rayons lumineux de pénétrer jusqu'à l'organe immédiat de la vue. Cette maladie, dont on ne trouve aucune trace dans les écrits d'*Hyppocrate*, est connue sous le nom de *Cataracte*; elle se manifeste par une tache, le plus souvent de couleur grise ou blanchâtre, quelquefois même assez foncée, mais toujours fort différente de la couleur qui paroit noire dans la pupille, der-

A

rière laquelle elle se trouve , & dont elle
occupe l'étendue en totalité ou en partie. Elle
est accompagnée dans le commencement
d'affoiblissement ou de dépravation de la vue ,
& améne plutôt ou plus tard la perte presque
absolue de ce sens. Dans le cours de cette
maladie , les personnes qui en sont affectées
apperçoivent mieux les objets , quand elles
sont exposées à un jour médiocre , que quand
elles regardent immédiatement la lumière ,
parce que la pupille se dilatant davantage dans
un jour foible , admet encore quelques rayons
lumineux autour de la circonférence du
crystallin , qui se trouve transparente. Cette
maladie , qui affecte plus communément les
sujets après l'âge de quarante ans , &c. survient cependant quelquefois à des personnes
au-dessous de cet âge ; alors l'opération ne
réussit pas aussi constamment ; en effet , le
crystallin , chez les jeunes-gens , est presque
toujours laiteux , & chaque capsule , soit antérieure , soit postérieure , est opaque ; cette
dernière le devient même quelquefois en partie , après la guérison , comme je l'ai observé
plusieurs fois. Lorsque cette maladie affecte
des sujets très-jeunes , ou même lorsque les
enfans naissent avec elle , comme l'opération
devient très-difficile , à cause de l'indocilité

de ces malades, il convient d'attendre qu'ils
foient d'un âge plus avancé & que la Raifon
leur ait fait fentir le befoin de s'y foumettre. On n'a rien à craindre de ce délai
parce que cette efpéce de Cataracte n'ac-
quiert prefque jamais d'adhérence avec le
temps, tandis qu'à un âge plus avancé, on
a beaucoup à appréhender que ce retard trop
long, ne rende l'opération plus difficile, à
caufe des adhérences que le cryftallin peut
contracter avec les parties environnantes, &
ne rende le fuccès moins certain.

§. II. *Sentiment des Anciens fur le fiége de la Cataracte.*

Les Anciens, perfuadés qu'on ne pouvoit
voir fans le cryftallin, qu'ils regardoient comme l'organe immédiat de la vue *(1)*, croyoient
généralement que cette maladie étoit occafionnée par une pellicule qui fe formoit dans

---

(1) Celfus, lib. VII, cap. 7, pag. 432, *in-12*. Amftelod.
1687. Sub his gutta humoris eft ovi albo fimilis ; à quâ
videndi facultas proficifcitur ; χρυσαλλοειδῆς à Græcis nomi-
natur.

Galenus de ufu partium, lib. X, cap 1, pag. 529, edit.
Charterii, Lutetiæ, 1679, *in-fol.* tom. 4.

l'humeur aqueufe derrière l'iris ; & les Modernes , appuyés fur leur autorité, principalement fur celle de *Galien*, (1) ont été long-temps de cette opinion, qu'ils ont vivement défendue jufqu'au commencement de ce fiécle. Enfin des cryftallins déprimés avec l'aiguille qui , quelque temps après , avoient paffé par la pupille dans la chambre antérieure (2), & qu'on avoit été contraint d'extraire en faifant une incifion à la cornée (3), des diffections réitérées, l'extraction mille & mille fois répétée, ont abfolument détruit cette erreur , & ont démontré que cette maladie eft due à l'opacité du cryftallin (4),

---

(1) *Voyez* Oribafe , Synopf. lib. VIII , cap. 47.

Ambroife Paré , lib. XVIII, cap. 19 , pag. 456 , Lyon, 1623.

Méry, Mém. de l'Acad. des Scienc. 1707, pag. 497, *in*-4°.

Woolhoufius , in Diario erudit. menfis Novemb. 1720, pag. 568.

Hovius , de circul. humor. in ocul. motu, 1740.

De la Hyre fils , Mém. de l'Acad. des Scienc. 1707, pag. 553.

(2) Briffeau paroît être le premier qui ait donné le nom de *chambre* aux parties qui contiennent l'humeur aqueufe.

(3) S.-Yves, Malad. des yeux, Paris, 1767, pag. 237, Mém. de l'Acad. des Scienc. ann. 1708, pag. 242, *in*-4°.

(4) Lafnier, Recherches fur la Chirurgie , pag. 404.

Rolfincius , in Differt. Norimb. 1656, lib. I, cap. 13, pag. 179.

ou de fa capfule , qui ne permet plus aux rayons lumineux de parvenir jufqu'à l'organe où fe fait la vifion (1).

, §. III. *Caufes de la Cataracte.*

JE ne m'arrêterai point aux caufes qui peuvent produire l'opacité du cryftallin , parce qu'elles font très-multipliées & très-obfcures, non plus qu'aux remédes propofés pour la prévenir & pour la diffiper ; je me contenterai de dire que les perfonnes qui font fouvent expofées à un feu vif, comme les Forgerons , les Scrruriers, les Verriers & autres Ouvriers de ce genre, y font plus fujettes que

---

Gaffendi , Oper. Phyfic. tom. 2 , pag. 371.

Rohault , Tract. Phyfic. tom. I, pag. 416.

Mariotte , nouvelles Découvertes fur la vue , Paris , 1668.

Briffeau , Trait. de la Cataracte & du Glaucome, Tournay , 1706.

Ant. Maitre Jean, Malad. des yeux, *in*-12. pag. 98, 1740.

(1) La membrane de l'humeur aqueufe peut perdre fa tranfparence ; j'ai obfervé ce cas plufieurs fois à la fuite d'hypopions. Je rendrai compte de cet accident dans une autre circonftance : mais ne feroit-ce point porter de la confufion dans la defcription des maladies de l'œil , que de donner le nom de *Cataracte membraneufe* à l'opacité de la capfule de l'humeur aqueufe.

A 3

les autres ; que cette maladie s'annonce ordinairement par des filamens, des mouches, des toiles d'araignées, des points noirs, des barres & d'autres figures phantaſtiques, qui ſemblent voltiger devant les yeux des malades, ſans cependant qu'ils éprouvent aucune douleur ; quelquefois ſeulement ils reſſentent une légère peſanteur dans le globe & le front : les deux yeux en ſont aſſez conſtamment affectés, l'un après l'autre, lorſque la Cataracte ſurvient de cauſe interne. Un coup ou une cauſe externe ne la font naître qu'à l'œil frappé : dans ce dernier cas, il eſt aſſez rare que l'opération de la Cataracte rende la vue au malade, parce que les parties internes de l'œil éprouvent des altérations & des déchiremens qui compliquent la maladie ; le cryſtallin bien extrait, l'œil paroiſſant dans ſon état naturel, & n'ayant éprouvé aucun accident pendant le traitement, les malades cependant très-ſouvent ne diſtinguent pas mieux les objets qu'avant l'opération.

§. IV. *Inutilité des remédes qu'on emploie dans cette maladie.*

Les principaux remédes qu'on a employés à l'extérieur, pour guérir la Cataracte, ſont

la faignée, les ventoufes fimples & fcarifiées,
le féton, le cautère, les véficatoires, les fu-
migations, &c. Parmi les remédes internes
on s'eft fervi des apéritifs, des incififs, des
émétiques, des purgatifs, des fudorifiques,
des céphaliques, des fternutatoires, &c. On
a vanté, comme fpécifiques, l'euphraife, les
cloportes, la coquelourde, l'extrait de juf-
quiame (1), & enfin celui de ciguë propofé
par M. Stoerck (2). Je ne finirois pas fi je vou-
lois rappeller tous les médicamens qu'on a
propofés & employés dans cette maladie ;
leur nombre & leur variété eft une preuve
plus que fuffifante du peu de confiance qu'ils
méritent. Il eft vrai que plufieurs Médecins
célébres, anciens & modernes (3), ont penfé

---

(1) Sauvage, Nofolog. Méthod. pag. 724, Amfterdam,
1768.

(2) Anton. Stoerck, libell. quo demonftratur cicutam, &c.
Vindobon. 1760. Libell. cum Supplem. 1771. Voyez-
en l'Extrait, Journal de Médecine, 1760, Juin, pag 502.
Journal de Médecine, tome 24, pag. 366, 1766, par
M. Chemin.

(3) Celfus, lib. VII, cap. 7, nº. 13, pag. 431, 432,
Amfterd. 1687. Hilden, Epiftol. 69.

Fabr. ab Aquapend. Oper. Chir. cap. de Suffuf. Venetiis,
1619, pag. 23.

Boerhave, de Morb. Ocul. pag. 119, 120, Parif. 1748.

qu'on pouvoit parvenir à diffiper la **Cataracte**
commençante, par des remédes internes;
quelques-uns même ont été plus heureux,
puifqu'ils affurent avoir guéri cette maladie,
non-feulement dans fon commencement,
mais encore lorfqu'elle étoit déjà avancée &
même complette (1); à la vérité leur affertion a été taxée *d'impudence* par des hommes d'un grand poids (2); d'autres, tels que
Scultet (3), difent avoir réuffi à la prévenir,
par le moyen du fiel de brochet mêlé avec
du fucre, & introduit dans l'œil. *Spigel* van-
toit encore l'huile de lotte, (*muftela flu-
viatilis*) au rapport du même *Scultet*. Il eft
très-vraifemblable que la Cataracte, que quelques auteurs ont cru reconnoître dans des
malades affectés de vice vénérien, & qui a
été diffipée par l'ufage des remédes mercu-
riels, n'étoit rien moins que l'opacité du cryftallin. Il faut plus de connoiffance & d'habi-

---

Lemoine, Thèfe aux Ecoles de Médecine, Paris, 1728.
Stoll, Ratio Medendi, tom. 3, *in-*8°. Vindob.
(1) Hovius, Tract. de Circul. Humor. in ocul. motu
pag. 122, 1740.
(2) Heifter, Inftit. Chir. Amftel. *in-*4°. pag. 564.
(3) Armam. Chir. declara. pag. 127, ann. 1672,
Amftel.

tude, dans cette partie de la Chirurgie, qu'on
ne le croit communément, pour bien diftinguer un commencement de Cataracte, d'avec
de légers engorgemens lymphatiques qui fe
forment entre les lames de la cornée; fouvent
les perfonnes, peu exercées, confondent ces
deux maladies, très-différentes entr'elles : s'ils
euffent regardé les malades de côté, ils auroient vu que cette opacité n'étoit qu'à la partie antérieure & centrale de la cornée ; cette
tache pouvant faire illufion, quand on regarde
le malade en face, une fauffe réflexion de la
lumière peut faire naître également cette erreur, fur-tout lorfqu'on examine fuperficiel-
lement les yeux des malades qui fe plaignent
de voir des nuages ou des corps voltigeans
dans l'atmofphère. Ce font, fans doute, des
engorgemens lymphatiques de cette nature,
qui ont cédé facilement à l'ufage du mercure ; mais ces prétendues Cataractes n'auroient point été regardées comme telles, par
un obfervateur accoutumé à voir ces maladies ; d'ailleurs, comme nulle obfervation,
bien conftatée, ne prouve qu'aucun des remèdes ci-deffus énoncés ait eu un véritable
fuccès dans la Cataracte, & que j'ai eu occafion de voir un très-grand nombre de faits
contraires, je me crois autorifé à affurer que

les médicamens internes, même le mercure & ſes préparations, ne peuvent guérir les Cataractes cryſtallines ou capſulaires (1), ſoit commençantes, ſoit avancées ; que c'eſt nourrir d'une vaine eſpérance & tourmenter inutilement les malades qui enfin ſont toujours obligés d'en venir à l'opération pour recouvrer la vue (2).

§. V. *Différence générale des Méthodes d'opérer la Cataracte.*

Deux Méthodes, abſolument différentes, ont été ſucceſſivement propoſées pour cette opération ; l'une qu'on nomme *par abaiſſement*, & l'autre, *par extraction*. La première & la p!us ancienne, dont l'invention eſt attribuée à *Celſe*, conſiſtoit à ſe ſervir d'une ai-

---

(1) Tenon, Thèſe aux Ecoles de Chirurgie de Paris, ann. 1757.

(2) Antoin. Maitre Jean, Malad. des yeux, article de la Cataracte, Paris, 740. « Des autorités aſſez *graves* m'avoient » fait croire autrefois que les Cataractes dépendantes d'un » vice vénérien, pouvoient céder à l'uſage du mercure ; mais, » des obſervations multipliées, que j'ai eu lieu de faire de- » puis, m'ont abſolument détrompé, & m'ont convaincu » qu'elles étoient auſſi rebelles à toutes eſpéces de remédes, » que les autres ».

guille droite (1) pour percer les tuniques de l'œil du côté du petit angle, à peu-près à deux lignes de la cornée, & à déplacer & porter en bas la cataracte par le moyen du même inftrument. On employa fucceffivement, pour cette opération, des aiguilles rondes (2), plates, mouffes ou tranchantes ; celles qui avoient la forme de langue de carpe étoient regardées comme les meilleures. Dans cette manière d'opérer, le cryftallin étoit abaiffé & placé dans la partie inférieure du corps vitré au-deffous de la pupille. Je ne puis être du fentiment de ceux qui penfent que le cryftallin, ainfi porté dans le corps vitré, fe fond & difparoit prefqu'entièrement (3) ; les obfervations, qu'on nous rapporte fur cet objet, auroient befoin de confirmation. Les diffections, que nous avons eu occafion de faire fur des perfonnes opérées long-temps avant par cette méthode, ont toujours préfenté le cryftallin entier & dans fa forme naturelle. Les inftrumens ont été très-variés,

____

(1) Celfus, de Medecinâ, lib. VII, cap. 7, n°. 14, de fuffuf. pag. 434, Amfterd. 1687.

(2) Heifter, Inftit. Chir. Amfterd. 1750, pag. 569.

(3) Henckel, Differt. Medic. Francofurti ad Viadrum, 1728.

ſelon le caprice des différens opérateurs. Les aiguilles les p'us mauvaiſes étoient les rondes, qui n'entrant pas avec autant de facilité que les autres, étoient p'us ſujettes à produire des inflammations, en contondant les membranes qu'elles devoient percer. *Avicennes* recommandoit de ſe ſervir de deux aiguilles ; l'une très-aiguë, pour percer les tuniques de l'œil, & l'autre obtuſe, deſtinée à déprimer la Cataraĉte (1). On ne conçoit point comment *Albucaſis* (2) prétendoit extraire la Cataraĉte, en introduiſant dans l'œil une aiguille creuſe ayant la forme d'une canule, & en ſuçant fortement par ſon extrémité. Il eſt tout auſſi difficile d'entendre comment *Rocho Mathioli*, Chirurgien de Charles Ferdinand, Archiduc d'Autriche, a pu conſeiller de ſe ſervir d'un pinceau de fil d'or enfermé dans une petite canule qu'on devoit introduire dans l'œil pour ſaiſir la Cataraĉte, qu'il croyoit auſſi une membrane, à l'aide des légers mouvemens qu'il recommandoit, & pour en opérer la ſortie en la tirant au-dehors. On trouve cette opération décrite dans *Scultet* (3).

---

(1) Lib. III, Traĉt. 4, cap. 19.

(2) Appendix varior. inſtrum. *Scultet.* tab. 14, pag. 63. fig. I. 1672.

(3) Armament. Chir. pag. 79, Amſterd. 1672.

Bernard *Albinus* avoit proposé une espéce d'aiguille ressemblante à une petite pince pour extraire la Cataracte, qu'il croyoit également membraneuse (1).

Freytagius vouloit qu'on se servît d'une aiguille crochue pour percer l'œil & pour extraire la Cataracte qu'il assuroit être constamment membraneuse, & presque jamais occasionnée par l'opacité du crystallin. Ce que j'ai dit plus haut, de cette membrane prétendue, fait voir le cas qu'on doit faire de cette méthode (2), ainsi que de l'assertion de *Heinr. Wilhelmus Geisterus*, qui prétendoit que la Cataracte étoit due à l'opacité d'une membrane formée dans l'humeur aqueuse (3).

Petit conseilloit de ne couper que la portion inférieure de la capsule postérieure, & de bien ménager la crystallo-antérieure, en déprimant le crystallin. Il assuroit que, par ce moyen, l'humeur vitrée, en se logeant dans la place qu'occupoit primitivement cette lentille, rendroit la réfraction des rayons lumineux, à peu-près la même qu'elle est dans

---

(1) *Heister*, Inst. Chir. pag. 580, tom. I. *in-4°*. Amsterd. 1750.

(2) Thèse soutenue à Strasbourg, en 1721.

(3) Dissertatio inauguralis Medica de curandis præcipuis oculorum affectibus, &c. Erfordiæ, 1723, pag. 8. §. X.

l'état naturel, & difpenferoit, jufqu'à un certain point, de la néceffité des verres à Cataractes (1).

Je ne crois pas devoir entrer dans de plus grands détails fur les différentes méthodes qu'on a propofées pour déprimer le cryftallin, parce que cette opération eft aujourd'hui prefque généralement abandonnée; en effet, outre beaucoup d'autres inconvéniens, elle a celui de n'être pas applicable à tous les cas; &, fans parler de l'opacité de la capfule, à laquelle on ne peut pas remédier par fon moyen, fi le cryftallin fe trouve mollaffe, ou prefque fluide, comme cela arrive fréquemment, fon déplacement & fon abaiffement ne peuvent abfolument pas s'opérer par l'aiguille; & c'eft cette impoffibilité de pratiquer la dépreffion qui a donné lieu à cette affertion, auffi ridicule qu'erronée, que la Cataracte n'étoit pas mure (2), & qu'elle n'avoit pas affez de confiftance; mais c'étoit en vain qu'on attendoit plus de folidité dans le cry-

____

(1) *Vid.* Platner, Inftit. Chirur. *in*-8°. ann. 1783, pag. 696.

(2) *Percival Pott*, Remarques fur la Cataracte, page 498, traduit de l'Anglois par M. Lemoine, 1779.

Cuffon, Remarques fur la Cataracte, page 8. *in*-4°. Montpellier, 1779.

stallin, parce qu'avec le temps, il devient de plus en plus mollasse, & par conséquent le malade est incurable par cette méthode. En vain les fauteurs de la dépression exagèrent-ils les accidens qui suivent l'opération par extraction, l'expérience & l'observation prouvent qu'ils font même plus considérables après la dépression.

§. VI. *Examen des Objections contre l'extraction.*

LES accidens qu'on reproche à l'extraction, se réduisent à-peu-près aux suivans ; 1°. les staphylomes, 2°. les douleurs, 3°. l'écoulement du corps vitré, 4°. l'irrégularité de la pupille, 5°. la difformité de la cicatrice, 6°. l'occlusion de la pupille, 7°. les Cataractes secondaires, 8°. la section de l'iris.

1°. Quant à la naissance des staphylomes, je ferai voir que la manière dont nous faisons l'incision les prévient le plus souvent, en s'opposant à la sortie de l'iris ; d'ailleurs cette espéce de hernie peut être réduite par le seul frottement des paupières ; & cet accident, comme je l'exposerai fort en détail, plus bas, ne peut pas entraîner des suites aussi fâcheuses que le craignent quelques auteurs (1).

____

(1) Guntius, Differt. de Staphylomate, Lipfiæ, 1748.

2°. Les douleurs inséparables de toute opération se calment par les moyens généraux, & sont beaucoup plus fréquentes & plus considérables après la dépression. Un Auteur a avancé (1) que les douleurs étoient moindres dans l'opération par dépression, que dans l'extraction ; mais l'expérience démontre que c'est une erreur.

3°. La perte considérable du corps vitré ne peut que difficilement avoir lieu dans la méthode que je décrirai, & doit plutôt être considérée comme une suite de la mal-adresse de l'Opérateur, que comme un vice de l'opération ; si la Cataracte est simple, s'il n'y a point d'altération dans l'humeur vitrée , & si la capsule postérieure n'est point adhérente au crystallin. Dans ce dernier cas, il est vrai qu'en sortant avec ce corps, elle peut quelquefois donner lieu à l'effusion d'une *petite partie de l'humeur vitrée* ; mais cet écoulement, lorsqu'il est peu considérable, n'entraîne point la perte de la vue, comme le prouvent plusieurs observations contenues dans cette Dissertation. On en verra même quelques-unes. dans lesquelles l'effusion de ce corps, quoique consi-

____

(1) Remarques sur la Cataracte , par Cusson , Montpellier, 1779, pag. 31 , *in-*4°.

dérable,

dérable, n'a pas empêché les malades de recouvrer la vue ; quelquefois cependant elle a beaucoup diminué la perception des objets.

4°. L'irrégularité de la pupille eft encore un accident affez rare, fur-tout fi l'on ne fatigue pas trop l'œil. Je ne me fuis point apperçu, au refte, que cela influât, en aucune manière, fur la faculté de voir ; au contraire cette irrégularité de la pupille augmentant prefque toujours, fon diamétre eft plus utile que nuifible dans beaucoup de cas. Quand la cicatrice a été lente à fe former, & qu'elle fe trouve épaiffe, la pupille ne fauroit être trop grande pour permettre l'abord d'une plus grande quantité de rayons lumineux. Si elle étoit petite, la cicatrice pourroit en intercepter une partie.

5°. Les cicatrices feront toujours peu apparentes, & ne gêneront, en aucune manière, le paffage des rayons de lumière, fi l'incifion de la cornée eft faite d'un feul trait & avec un feul inftrument, fi elle eft pratiquée très-près de la fclérotique, & fi elle eft fuffifamment grande pour laiffer fortir le cryftallin fans effort, & fans nuire par conféquent à la réunion des lévres de la plaie.

6°. L'occlufion de la pupille eft encore une

maladie qui n'arrive pas fréquemment, &
qui a lieu bien plus souvent après l'opération
par abaissement, qu'après l'extraction (1).

7°. La Cataracte secondaire, ou l'opacité
de la capsule postérieure du Cryftallin, survient aussi plus fréquemment, après l'opération avec l'aiguille; &, dans ce cas, le moyen
que je propoferai, pour y remédier, eft bien
plus difficile à pratiquer, que lorfqu'elle naît
après l'extraction, comme on le verra plus
bas. Mais, soit que la Cataracte secondaire
survienne à la suite de la dépression, soit
qu'elle arrive après l'extraction, l'aiguille ne
peut pas abaisser cette membrane & opérer
la guérison; parce que, quand on parvien-
droit à la déchirer à l'aide de cet inftrument,
fi même elle ne l'étoit déjà par la première
opération (la dépreffion), fes parcelles ne
pourroient, en aucune manière, fe déplacer
avec l'aiguille, & intercepteroient encore les
rayons lumineux. Ne pourroient-elles pas
même fe réunir? Il ne refte donc alors d'autre
reffource, que l'extraction de ces lambeaux,
ou de cette membrane, fi elle eft entière. On
ouvre la cornée, &, avec une petite pince,

____

(1) *Voyez* l'opération que je propofe à la fin de cette
Differtation.

on enléve la portion de la capfule opaque,
qui forme l'obftacle. On peut fe flatter de
réuffir à rendre la vue au malade, fi cette
membrane n'eft point adhérente à l'iris (1).
De-là on peut juger que cette opération fera
plus difficile, après la dépreffion, qu'après
l'extraction, quand même la membrane feroit
encore entière; en effet, après cette dernière
méthode, le corps vitré & les cellules (2)
formées par la membrane de cette humeur,
fe trouvent intactes; dans la dépreffion, au
contraire, on eft forcé de rompre cette membrane, pour y placer le cryftallin; & la *déforganifation* de l'humeur vitrée, produite par
cette dangereufe opération, peut donner lieu
à un écoulement très-abondant de ce corps,
dans l'extraction de la Cataracte fecondaire.
Les obfervations qui fuivent fourniront une
preuve de ce que j'avance.

---

(1) Si la capfule opaque adhéroit à l'iris, & qu'on s'ob-
ftinât à vouloir l'enlever, on courroit rifque de détacher
l'iris dans quelque partie de fa circonférence, & de produire la cécité, quoique des obfervations, rares à la vérité, ayent prouvé que cet accident n'a pas toujours entraîné
la perte de la vue, comme on le verra dans la fuite.

(2) Riolan Anthrop. lib. IV, pag. 173, paroît être le
premier Anatomifte qui ait parlé, avec quelqu'exactitude,
des cellules du corps vitré.

Première Observation.

Mademoiselle *Deene*, *Irlandoife*, ayant une Cataracte à chaque œil, fe confia à un Oculifte qui paffoit par Dublin, où elle étoit, & qui l'opéra par le moyen de l'aiguille. Les cryftallins paroiffant fixés au bas de chaque œil, l'aiguille fut retirée, & la malade panfée. Ses yeux ayant été découverts quelques jours après, elle ne put appercevoir aucun objet, parce que les cryftallins avoient repris leur place. Comme cette Demoifelle avoit beaucoup fouffert dans cette opération, elle ne voulut pas laiffer porter d'aiguilles dans fes yeux pour déplacer les Cataractes une feconde fois ; elle fe détermina à faire le voyage de Paris, & à fe mettre entre les mains de mon pere, qui l'opéra en 1769, en préfence de M. *Pibrac*. Il commença par emporter les capfules antérieures avec de petites pinces, (*Fig.* XI.), parce qu'elles étoient devenues opaques à la fuite de la première opération. On y appercevoit diftinctement des raies blanches, produites par la pointe de l'aiguille qui avoit altéré, ou peut-être même déchiré cette enveloppe, qui pouvoit s'être enfuite réunie. A peine les capfules antérieures furent-elles extraites, que l'humeur vitrée s'écoula en filant , & qu'il fallut se hâter d'extraire les cryftallins qui se plongeoient au bas du corps vitré. Un inftrument en forme de crochet (Voyez *la Figure* X.), fervit pour les faifir & les tirer au-dehors. Ces corps étant fortis, il fallut, avec des pinces, enlever de l'un & l'autre œil, des lambeaux même affez grands de la capfule poftérieure, qui fe trouvoient également opaques ; cette extraction fut fort délicate, & ne put être faite fans laiffer échapper encore une portion affez con-fidérable du corps vitré, qui fuivoit les lam-beaux à mefure qu'on les enlevoit. Malgré tous ces accidens, Mademoifelle *Deene* guérit parfaitement; elle diftingua tres-bien les ob-jets, & même mieux qu'on n'ofoit l'efpérer : il n'y eut ni douleur, ni inflammation, ni ftaphylôme, & elle put fe livrer à la lecture avec le fecours des verres à Cataracte. Ses pu-pilles furent, à la vérité, un peu plus grandes qu'elles ne le font ordinairement, & un peu plus irrégulières ; mais cette dilatation eft plutôt un bien qu'un mal après cette opé-ration, puifqu'elle permet l'accès d'un plus grand nombre de rayons lumineux.

Seconde Obfervation.

M. Percival (*Tamife Street*) fut opéré ;

à Londres , d'une Cataracte qu'il avoit à l'œil droit. Un Chirurgien renommé , auquel il s'adreſſa , employa la méthode de la dépreſſion. Le malade , dans l'eſpace de trois ans , eut deux fois recours à cette opération , & deux fois le cryſtallin reprit ſa place primitive. M. Percival , déſeſpérant de guérir par cette méthode , ayant d'ailleurs beaucoup ſouffert dans chacune de ces opérations , conſulta , en 1770 , mon pere , qui étoit alors à Londres. L'examen de cet œil préſenta le cryſtallin dans la place qu'il occupe ordinairement ; la pupille étoit irrégulière , oblongue & preſque verticale ; les capſules , antérieure & poſté-rieure , avoient été déchirées par l'aiguille & par les différens mouvemens pratiqués pour déprimer le cryſtallin dans les opérations pré-cédentes. Le corps vitré avoit auſſi été extrêmement endommagé , & les cellules étoient tellement dilacérées , que , dès que la cornée fut ouverte , une partie de l'humeur vitrée s'écoula en filant comme du blanc d'œuf : il fallut , au moyen du petit crochet , ſaiſir le cryſtallin qui , n'étant plus ſoutenu par l'humeur vitrée , ſe plongeoit au fond de l'œil. Ce ne fut pas ſans peine & ſans effuſion d'une partie de cette humeur, que la Cataracte fut extraite. A peine ce corps fut-il ſorti , qu'il fallut , avec des petites pinces , enlever quelques portions de la capsule poſtérieure, qui ſe trouvoient opaques. Toutes ces manœuvres furent aſſez pénibles, & donnèrent encore lieu à l'effuſion d'une nouvelle partie du corps vitré. L'opération terminée, on couvrit les yeux du malade ſans avoir éprouvé s'il appercevoit les objets , afin d'éviter une plus grande perte de cette humeur , dont il s'étoit déjà écoulé une trop grande quantité. Le traitement fut ſimple & ſans accident ; il n'y eut ni inflammation ni douleur. (J'ai obſervé que, lorſqu'il ſort une partie de l'humeur vitrée , les malades n'éprouvent ordinairement que de très-légères douleurs). Quand cet œil fut découvert, le malade vit d'abord très-peu ; mais la vue augmenta ſenſiblement de jour en jour ; & , quelque temps après , il apperçut aſſez diſtinctement tous les objets ; l'œil d'ailleurs fut de la même groſſeur & du même volume , après la guériſon , qu'il étoit avant l'opération , & tel que l'autre. On verra , dans la ſuite de cet Ouvrage , pluſieurs cas ſemblables , où l'effuſion d'une partie , même aſſez abondante , de l'humeur vitrée , n'a pas empêché les malades de recouvrer la vue.

Toutes les difficultés de cette opération , & les juſtes craintes qu'elle a inſpirées , ont

été occasionnées par les deux dépressions suc-
cessives, que M. Percival avoit subies. Si on
avoit employé d'abord l'extraction, tous ces
accidens ne seroient pas arrivés; & il y a tout
lieu de croire que l'obscurcissement & l'opacité de la capsule postérieure sont venus à la
suite des douleurs & des inflammations produites par les premières opérations.

2°. La section de l'iris n'est point à craindre par notre méthode, parce que par des
frottemens doux faits sur la partie de la cornée qui correspond à la portion de cette
membrane qui aura embrassé l'instrument,
avec le doigt index de la main opposée à celle
qui opère, on s'en débarassera constamment,
& l'on observera qu'elle fuit bientôt sous le
doigt qui l'irrite légèrement.

§. VII. *Inconvéniens de la Dépression.*

TELS sont à-peu-près les reproches qu'on
fait à l'extraction; mais combien les inconvéniens qui suivent l'opération par dépression sont-ils plus grands & plus à craindre !
Les maux incurables auxquels elle donne souvent naissance ne le prouvent que trop.

1° Les douleurs de cette opération sont
assez fortes pour tourmenter beaucoup les

malades & donner des craintes bien fondées sur les suites.

2°. Le vomissement, qui survient fréquemment quelques heures après (1), ou dans la nuit même qui suit l'opération, doit faire craindre un engorgement d'humeur dans l'œil, sur-tout si l'on pique quelqu'un des nerfs ciliaires; ce qui est assez fréquent. La blessure seule de la rétine, qui a toujours lieu dans cette opération, produit assez souvent cet accident (2).

3°. La piquure de ces nerfs & de la rétine est souvent suivie de la suppuration ou de la production d'une Cataracte secondaire occasionnée par les douleurs, qui sont toujours plus fréquentes & beaucoup plus longues qu'après l'extraction.

4°. Les malades qu'on a opérés par la dépression, ressentent quelquefois, pendant toute leur vie, des douleurs violentes & continuelles qui me paroissent avoir pour cause un décollement de la rétine qui a été déchi-

---

(1) Heister, Instit. Chir. pars. I. sect. 2, cap. 55, *in*-4°. Amstelod. 1750.

(2) Warner, Description of the human eye and its adjacent parts together With their principal diseases and the methods proposed for relieving them *in*-8°. pag. 107 ; Lond. 1775.

rée & déplacée de deſſus la choroïde, par le cryſtallin qu'on y a logé, & qui, comme corps étranger, irrite continuellement cette tunique très-ſenſible. J'ai eu occaſion de diſſéquer les yeux de deux femmes qui étoient dans ce cas, & j'ai trouvé le cryſtallin placé comme je viens de le dire ; auſſi ſouffroient-elles, depuis l'opération, des douleurs qui leur avoient laiſſé peu d'intervalle.

5°. L'aiguille rompt quelquefois des vaiſſeaux ſanguins de la choroïde ou de la rétine ; le ſang qui s'épanche, outre qu'il nuit à l'opérateur en l'empêchaut de voir ce qu'il fait, peut entraîner la ſuppuration du globe, ſi ce ſang n'eſt promptement réſorbé.

6°. Le cryſtallin mou & laiteux ne peut po:nt être déprimé par le moyen de l'aiguille, & cet inſtrument ne peut être employé, dans ce cas, comme moyen curatif, quoiqu'un auteur (1) célébre ſoit dans l'opinion que cette matière laiteuſe, placée dans la chambre antérieure, & mêlée à l'humeur aqueuſe, ou portée au fond de l'œil, puiſſe, dans l'un & l'autre cas, ſe fondre peu-à-peu, ſe diſſiper

---

(1) Percival Pott. Remarques ſur la Cataracte, pag. 509, 1779.

& difparoître au point de ne laiſſer aucune trace de ſon exiſtence (1).

7°. Le cryſtallin peut remonter après la dé-preſſion la mieux faite. Une foule d'exem-ples (2) prouve que des malades ont été obli-gés, pluſieurs fois, de recourir à l'opération, & même quelques années après la première dépreſſion ; ce fait n'eſt point du tout rare, & a lieu même lorſque le cryſtallin a été bien déprimé. *Cuſſon*, auteur de quelques remar-ques ſur la Cataracte (3), aſſure qu'il ne con-noît qu'une obſervation de cette eſpéce. Comme ce Médecin ne s'occupoit pas ſpécia-lement de cette partie de la Chirurgie, il n'eſt point étonnant qu'il regarde cet acci-dent comme à peine poſſible. On ne peut s'y méprendre & croire que ce ſoit une Ca-taracte ſecondaire, puiſqu'avec de l'attention,

---

(1) Pallucci, Remarques ſur la Cataracte, pag. 121, *in*-12. 1752.

(2) Maître Jean, Maladie des yeux, article de la Ca-taracte.

St.-Yves, Maladie des yeux, de la Cataracte.

Joſeph Warner. Deſcription, of thé human eye and its adjacent parts together with their principal diſeaſes and the methods propoſed for relieving them, London, 1775, *in*-8°. pag. 87.

(3) Remarques ſur la Cataracte, par M. P. Cuſſon, Mé-decin de Montpellier, à Montpellier, 1779, *in*-4°. pag. 41.

on apperçoit toujours le biseau du cryftallin qui d'ailleurs annonce, par les légers déplacemens qu'il éprouve, que c'eft lui qu'il faut accufer de cette maladie, & que c'eft bien inutilement qu'on attend qu'il fe fonde & fe diffipe. Quand c'eft la capfule qui eft opaque, la tache qu'elle préfente ne bouche prefque jamais toute la prunelle; elle eft fixe & refte toujours dans la même place. En l'obfervant avec foin on la trouve plus profonde que celle du cryftallin, qui eft toujours placé plus antérieurement.

8°. Les procès ciliaires qui environnent le cryftallin, peuvent être bleffés par l'aiguille dans les différens mouvemens de cet inftrument & augmenter les douleurs.

Ce léger parallele fuffira, fans doute, pour démontrer tous les avantages de l'extraction fur la dépreffion, quoique ce ne foit pas le fentiment de quelques auteurs, tels que *Pércival Pott*, *Galien*, *Cuffon*, &c. fans qu'il foit befoin de nous y arrêter davantage.

§. VIII. *Hiftoire de l'Extraction.*

Depuis qu'il eft bien prouvé que la Cataracte dépend de l'opacité du cryftallin, que la perte de la vue ne fuit point celle de ce corps,

que la cornée peut être incisée sans grand
danger, & que l'humeur aqueuse écoulée (1)
se répare avec la plus grande promptitude,

---

(1) L'humeur aqueuse se régénère avec une si grande facilité, que souvent, trois ou quatre secondes après l'incision de la cornée, on remarque que cette tunique, qui étoit affaissée par l'effusion de cette humeur, a repris sa convexité. J'ai plusieurs fois observé qu'elle se régénéroit à vue d'œil; elle n'a pas le même degré de transparence à tout âge; elle est plus limpide dans la jeunesse que dans un âge avancé; elle est trouble & rougeâtre dans le fœtus, même dans les enfans nouveaux-nés, au rapport de *Zinn*, *pag.* 146, *Descriptio anatom. ocul. &c.* & de M. *Sabatier*, *Traité d'Anatomie*, *pag.* 546, *vol. I. &c.* A un âge moyen, elle est très-transparente, légèrement visqueuse, & a un degré de salure assez considérable dans quelques personnes; c'est ce que j'ai observé plusieurs fois dans l'opération de la Cataracte; des expériences faites par quelques Anatomistes ont prouvé qu'elle pouvoit se geler, quoiqu'elle soit d'une nature *spiritueuse & volatile.* Il étoit nécessaire qu'elle eût ces qualités pour favoriser la contraction de la pupille, dont les mouvemens se seroient trouvés considérablement gênés dans un fluide qui auroit eu plus de consistance que l'humeur aqueuse. Les Anatomistes ont beaucoup varié sur les organes qui fournissent cette humeur : l'opinion la plus vraisemblable est celle qui attribue cette fonction à l'extrémité des vaisseaux artériels de l'iris; d'autant plus que les vaisseaux destinés uniquement à l'apporter & à la résorber, & qui ont été annoncés par Nuck & Hovius, n'ont point été apperçus depuis eux, par les plus célébres Anatomistes.

la méthode par extraction devoit se présenter naturellement à l'esprit.

Lorsque *Daviel* a mis cette méthode en pratique (1), les instrumens qu'il employoit pour son opération étoient très-nombreux ; on peut en voir le détail dans les Mémoires de l'Académie de Chirurgie de Paris (2).

La Faye, célébre Chirurgien de la même ville, ayant senti combien cette multiplicité d'instrumens étoit nuisible, tant pour la célérité que pour la facilité, & conséquemment pour le succès de l'opération, imagina un instrument pour faire la section de la cornée d'un seul trait. Quelques auteurs (3) ont prétendu trouver de la ressemblance entre cet instrument & celui de mon père, dont je donnerai tout-à-l'heure la description ; mais il paroît qu'ils en ont jugé plutôt d'après des

---

(1) Omnium primus *Freytagius* erat qui Cataractæ extrahendæ opus aggressus est sub finem seculi proximè elapsi. Post *Freytagium*, Cataractam extrahebat *Lotterius Taurinensis*. Hanc posteà methodum *Daviel* Typo à se datam cum publico communicavit. Tandem, Wenzelii industriâ, effectum est, ut eam hodiè perfectam habeamus. *Joannis Alexandr. Brambilla instrumentarium chirurgicum Austriacum*, 1782, pag. 71, tab. X.

(2) Tome II, *in-4°*. pag. 337, Paris, 1769.

(3) Guérin, Maladie des yeux, pag. 367, Lyon, 1769.

relations inexactes, que d'après leur propre inspection (1); la comparaison seule de l'instrument de *la Faye*, qui se trouve décrit dans le Recueil des Mémoires de l'Académie de Chirurgie (2), avec celui de mon père, suffira pour détromper le Lecteur. J'en dis autant des instrumens de MM. *Tenon* (3), *Sharp* (4), *Tenhaaf* (5), qui, en effet, ont beaucoup de rapport avec celui de *la Faye*. Il en est un, cependant, dont la ressemblance avec le nôtre est si frappante, qu'il ne peut s'en trouver davantage; on pourra s'en convaincre, en lisant un petit Traité sur la Cataracte, publié à *Gottingue*, en 1770. M. *Richter*, Médecin, qui voyageoit, s'étant arrêté à Londres, se munit chez un nommé *Savigny*, Coutelier, qui travaille pour nous, d'une douzaine des instrumens qui nous

---

(1) Janin, Mém. sur les Maladies des Yeux, Lyon, 1772, pag. 190.

(2) Tome II, page 565.

(3) Thèse sur la Cataracte, aux Ecoles de Chirurgie, Paris, 1757.

(4) Mém. de l'Académie de Chirurg. tome II, pag. 586.

(5) Korte verhandeling door voorbeelden gesterkt, nopens de nieuwe wyze om de Cataracta &c. door Gerard Tenhaaff, &c. *in*-12. te Rotterdam, 1761, Fig. 1.

Journal de Médecine, Août, 1761.

étoient deſtinés. De retour à *Gottingue*, il ne mit que l'intervalle de quelques mois entre ſon arrivée & la publication d'une petite brochure, où il préſente au Public notre inſtrument, dont il paroît s'attribuer l'invention, quoique mon père s'en ſervît plus de vingt ans auparavant. (1).

Je ne m'occuperai pas à décrire ici les différens inſtruments qui ont été employés pour cette opération, tels que ceux de MM. *Coutouly* (2), *Poyet* (3), Chirugiens diſtingués, parcequ'ils n'ont aucun rapport avec le nôtre, & que d'ailleurs ce n'eſt pas là le but que je me ſuis propoſé.

Il eſt aiſé de s'appercevoir que pluſieurs Oculiſtes, qui, depuis *Daviel*, ont imaginé des inſtruments particuliers & des méthodes

---

(1) Je crois pouvoir aſſurer que M. Richter donne cet inſtrument comme de lui, puiſqu'il ſe ſert très-ſouvent des expreſſions *cultellus noſter*, *cultellus quo utor*, ſans citer mon père ; je n'aurois pas relevé cette infidélité, ſi la circonſtance ne m'y eût forcé, & ſi pluſieurs auteurs, entr'autres, *Krauſius*, dans ſes notes ſur *Platner Plenck*, dans ſes Œuvres de Chirurgie, &c. n'euſſent donné à cet inſtrument le nom de *Richter*, qu'il ne mérite pas.

(2) Thèſe aux écoles de Chirurgie de Paris en 1766.

(3) Mémoires de l'Académie de Chirurgie de Paris, Tom. 2. 17.

nouvelles

nouvelles pour faire l'extraction de la Cataracte, ne l'ont fait que dans l'intention, très-louable d'ailleurs, de faire parler d'eux; mais, malheureusement, ce qu'on en a dit n'a pas tout-à-fait répondu à leurs désirs.

Il y a déjà quelques années que M. J. * * annonça une nouvelle méthode qui, certainement n'avoit été employée par personne avant lui. Il obtint de M. *Morand*, alors Chirurgien Major des Invalides, la liberté de pratiquer son opération en présence de plufieurs Chirurgiens célébres, MM. *Louis*, *Sabatier*, &c. Il fit la première incifion dans la partie inférieure de la fclérotique, à une ligne de la cornée, avec un inftrument reffemblant à un *as* de *pic :* l'incifion fe trouvoit affez large pour introduire un fecond inftrument ayant la forme d'un petit *filet* porté fur un manche ; M. J.** s'en fervoit pour *pêcher* le cryftallin ; mais, malheureufement, il *pêchoit* en même-tems une trop grande portion du corps vitré ; auffi de fept malades qu'il opéra aux Invalides, aucun ne recouvra la vue, foit par rapport à l'inflammation, aux douleurs, à la déforganifation des parties intérieures de l'œil, foit parce que la perte de l'humeur vitrée avoit été fi grande, que la vifion ne pouvoit plus avoir lieu.

C

Mon père n'ayant pu se refuser aux sollicitations de M. *Morand*, fit le même nombre d'opérations sur sept Invalides, auxquels il rendit la vue. Depuis ce tems, il paroît que M. J. * * a prodigieusement corrigé sa méthode ; car, si l'on consulte le *Traité des Maladies des yeux*, qu'il a publié, on verra qu'il n'a pas parlé de celle que je viens d'exposer, mais de celle de mon père, à laquelle il veut bien donner la préférence (1); au reste, la description qu'il fait de notre instrument, & la ressemblance qu'il lui trouve avec celui de *la Faye* annoncent qu'il n'en a qu'une très-fausse idée.

§. IX. *Cas où l'on doit pratiquer l'opération.*

Av ant que de décrire la méthode que nous employons pour faire l'opération de la Cataracte, il est nécessaire d'indiquer les cas où l'on peut en espérer le succès, de distinguer ceux qui ne donnent que peu d'espérance, & ceux enfin dans lesquels il ne doit pas être permis de l'entreprendre. Voici, en général, les circonstances les plus favorables à la réussite de l'extraction de la Cataracte.

---

(1) Mémoires sur les Maladies de l'œil, pag. 190.

L'opacité du cryftallin doit être facile à appercevoir, le fujet fain, les autres parties de l'œil dans l'état naturel , & la cornée exempte de taches. Il eft encore fort à défirer que les paupières ne foient point œdémateufes ; que l'œil ne foit point larmoyant ni abreuvé par des férofités ; j'ai obfervé que le fuccès alors eft plus douteux , & qu'il furvient quelquefois des dépôts de matière qui produifent une efpéce d'hypopion fans douleurs vives , mais auffi prefque toujours fans efpérance de guérifon , fur-tout fi l'on a négligé les moyens que je prefcris. Je me fuis toujours bien trouvé, dans ce cas , de faire appliquer un véficatoire au col du malade , huit ou dix jours avant l'opération , & de le faire continuer jufqu'à ce que la réuffite de l'opération en eût démontré l'inutilité. Il n'eft pas néceffaire de dire qu'on doit également ajouter l'ufage des remédes généraux. Il faut que les malades diftinguent l'ombre de la main, qu'on fait paffer devant leurs yeux.

Il eft à fouhaiter que les malades ne foient point fujets à des douleurs de tête habituelles ; ces douleurs reviennent quelquefois après l'opération , & occafionnent des accidens affez fâcheux. Il m'a paru que les femmes y étoient plus fujettes que les hommes, & que les fuites en étoient plus malheureufes. Dans ces cas, il convient de faire ufage également d'un véficatoire, deux ou trois femaines avant l'opération. J'y joins auffi les évacuans, & fur-tout les purgatifs; & je ne faurois trop recommander ces préparations, dans ces circonftances, d'après les avantages que j'en ai obtenus.

On exige auffi, parmi les conditions nécef-faires au fuccès de l'opération, la mobilité de la pupille & fa fenfibilité prouvée par fon refferrement fubit au contact de la lumière; je ferai cependant remarquer qu'il y a des perfonnes dont les pupilles jouiffent d'une mobilité affez confidérable, quoiqu'il y ait paralyfie dans le nerf optique. La ftructure de l'œil fait concevoir aifément ce phéno-méne : les nerfs ciliaires qui vont à l'iris, & qui donnent le mouvement à la pupille, naiffent du ganglion femi-lunaire, ou lenti-culaire, formé par le rameau nazal du nerf ophtalmique de Willis, ou de la première branche de la cinquiéme paire, & par un ra-meau de la troifiéme paire de nerfs ou des moteurs communs; ces nerfs peuvent donc jouir de toute leur fenfibilité & la com-muniquer à la pupille, quoique le nerf op-tique, dont l'expanfion pulpeufe conftitue la rétine ou le siége de la vision, soit dans un état d'insensibilité parfaite. Il seroit fort inutile de faire aucune opération dans cet état de l'œil, qui peut se connoître, parce que le malade n'apperçoit aucune différence entre le jour & la nuit, & par l'absence des autres conditions que j'ai recommandées comme essentielles (1). Les personnes qui s'occupent des maladies des yeux savent que ces cas peuvent se présenter, quoiqu'il arrive plus souvent que, quand le nerf optique est paralysé, la pupille n'a point, ou que très-peu de mouvement.

Il se trouve, au contraire, des malades dont les pupilles sont très-peu mobiles dans l'état naturel, & même quelques-uns dont les pupilles ne laissent appercevoir aucune mobilité à l'œil le plus attentif (2), & qui

---

(1) Ces conditions peuvent cependant se rencontrer, conjointement avec la mobilité de la pupille, chez des personnes affectées de goutte sereine, même dans un degré assez éminent, quoique rarement ; c'est ce que j'ai été à portée d'observer quelquefois, & ce qu'il est essentiel de remarquer, pour n'être pas dans le cas de promettre imprudemment aux malades un succès qui ne doit point avoir lieu.

(2) Un soin qu'on doit toujours avoir, lorsqu'il n'y a qu'un œil malade, & qu'on veut examiner l'état de la pupille de cet œil, c'est de fermer celui qui est sain ; sans

jouiffent néanmoins d'une très-bonne vue. J'ai plufieurs exemples de cas pareils dans lefquels les malades ont vu parfaitement, après que j'ai eu fait l'extraction du cryftal- lin. Les obfervations qui fuivent, viennent à l'appui de cette affertion, qui eft d'ailleurs également prouvée, parce que, fouvent après l'opération de la Cataracte la plus heureufe, les pupilles font prefqu'entièrement immo- biles, quoique d'ailleurs la vue foit auffi bonne qu'elle peut l'être après l'extraction de cette lentille opaque.

Troifiéme Obfervation.

Mon Père, ayant été appellé à Vienne, en 1760, pour donner fes foins à *l'Impératrice Reine*, qui avoit un relâchement *confidéra- ble* dans une paupière, dont elle fut guérie affez promptement, opéra, pendant fon fé- jour dans cette ville, le Général-Maréchal *Molck :* les pupilles de ce malade ne jouif- foient d'aucune mobilité ; de plus, les cryftal- lins étoient tellement noirs, qu'il avoit été

---

cette précaution, on eft fujet à fe tromper, parce que la pupille malade emprunte fon mouvement de l'autre, qui eft expofée à la lumière, & qui d'ailleurs jouit de la mo- bilité ordinaire à un œil fain.

regardé par les célébres *Van-fwiéten* & *de Haen*, comme ayant des gouttes fereines. L'opération cependant ayant paru à mon père promettre du fuccès, d'après l'examen des yeux du Général, & les queftions qui lui furent faites, il s'y décida. A peine la cornée & la capfule antérieure furent-elles incifées, que le cryftallin s'échappa avec vîteffe par l'incifion, alla tomber à quelque diftance du malade, & fe brifa en deux. En l'examinant on reconnut qu'il étoit prefque noir, d'une confiftance très-ferme & comme plâtreufe. On examina le cryftallin de l'autre œil en fon entier, parce qu'à mefure que l'incifion fe faifoit, l'Opérateur eut foin de faire fermer infenfiblement la paupière fupérieure ; par ce moyen le cryftallin ne fortit qu'à volonté : il étoit auffi noir que le premier, mais beaucoup plus folide & prefque pierreux. On trouve des exemples analogues dans les Ouvrages de *S.-Yves*, *Maître Jean*, & *Gendron*. Il eft étonnant que le célébre *Pott* (1) ait nié l'exiftence de ces efpéces de cryftallins durs, qui fe rencontrent cependant affez fouvent pour qu'on ne puiffe la révoquer en

____

(1) Remarques fur la Cataracte, pag. 501.

doute. Le Général *Molck* n'eut aucun accident fâcheux pendant le traitement, & il recouvra assez promptement l'usage de la vue.

Quatriéme Observation.

Feû M. *Récolin*, de l'Académie de Chirurgie de Paris, avoit deux Cataractes, dont l'une étoit beaucoup plus avancée que l'autre. Le crystallin de l'œil cataracté complettement étoit très-opaque, quoique le malade distinguât le jour de la nuit, & l'ombre de la main agitée devant son œil. De toutes les qualités requises pour le succès de l'opération, il lui en manquoit une qu'on a regardée comme essentielle. La pupille étoit entièrement immobile ; mais, comme cette immobilité existoit aussi dans l'autre œil, dont la Cataracte ne faisoit que commencer, & dont il voyoit encore beaucoup, mon Père se détermina à l'opérer en présence de MM. *Louis* & *de la Porte* : l'opération réussit parfaitement bien, & le malade vit de cet œil, quoique la pupille conservât son immobilité. Il fut opéré un an après de l'autre œil, & le succès fut pareil, ainsi que l'immobilité de la prunelle, après comme avant l'opération.

Cinquiéme Observation.

M. *Tonnelier*, attaché à *Madame Adé-laïde de France*, étoit dans une position à peu-près semblable ; il avoit été traité par des Oculistes de la Capitale, qui avoient regardé sa maladie comme une paralysie du nerf optique. Après avoir épuisé tous les remédes possibles pendant un espace de temps assez considérable & sans aucun succès, le malade eut recours à mon père, qui lui fit espérer que, par le moyen de l'opération, il pourroit recouvrer la vue. Ce malade, qui ne croyoit point avoir de Cataractes, parce qu'aucun de ceux qui l'avoient traité ne le lui avoit annoncé, fut d'autant plus satisfait, qu'il avoit cru sa maladie tout-à-fait incurable. L'opération ayant été faite aux deux yeux, il distingua parfaitement tout ce qu'on lui présenta. Les crystallins étoient également noirs (1), d'une consistance très-dure, & les

---

(1) Il ne faut pas confondre cette altération dans la couleur du crystallin avec celle dont parle *Percival Pott*, & qu'il appelle *Cataracte noire*, nom par lequel les Allemands désignent la paralysie du nerf optique, ou goutte sereine. *Voyez* ses Remarques sur la Cataracte. *Voyez* aussi *Morgagny*, de Sedib. & Cauf. morborum, epist. xiij, pag.

pupilles jouissoient de très-peu de mobilité. C'étoit, sans doute, à cause de la couleur noire des Cataractes & de l'immobilité des pupilles, qu'on avoit regardé cette maladie comme une goutte sereine.

Cette observation démontre qu'il faut beaucoup d'habitude pour bien distinguer les Cataractes accompagnées de ces symptômes, d'avec d'autres maladies de l'œil. Je parlerai plus en détail de cette difficulté & des moyens de la diminuer, dans une autre partie de cette Dissertation.

Sixiéme Observation.

J'ai opéré une jeune personne de la Cataracte qu'elle avoit à l'œil droit depuis sa naissance ; la pupille de cet œil étoit parfaitement immobile ; celle de l'œil sain présentoit une grande mobilité. Comme l'œil dont la pupille étoit immobile avoit d'ailleurs les autres conditions qu'on désire pour le succès de l'opération, je me décidai à extraire ce cryftallin. La capsule antérieure, qui étoit opaque, comme *osseuse & cassante*, s'é-tant détachée par ses bords, sortit en entier

---

207, tom. I. *in*-4°. Ebroduni in Helvetiâ. Præfatus est *Tissot*, 1779. Cet Auteur donne également le nom de *Cataracte noire* à la paralysie du nerf optique.

avec le cryſtallin , parce qu'elle n'avoit point été entamée par l'inſtrument dont je me ſervis. La malade n'en guérit pas moins parfaitement , & la pupille de cet œil , après la guériſon , préſenta à-peu-près le même dégré de mobilité que l'autre œil qui n'avoit point de Cataraéte.

Cette obſervation prouve que l'immobilité de la pupille eſt quelquefois due à la Cataraéte , & peut être produite par la preſſion que le cryſtallin ou ſa capſule antérieure , dans un état particulier , exerce ſur l'iris. On verra plus bas que cette immobilité accompagne ſouvent l'*hydatide* occaſionnée par une altération & une eſpéce de fonte partielle du cryſtallin dans ſa capſule ; & l'on ne peut douter que , dans ce cas , ce ne ſoit la compreſſion opérée ſur l'iris par la protubérance de la capſule antérieure qui donne lieu à cet accident.

Ces obſervations & beaucoup d'autres que je pourrois rapporter , démontrent que l'immobilité de la pupille ne doit pas toujours empêcher de faire l'opération , & qu'il faut s'y déterminer , malgré cette immobilité , toutes les fois que les autres ſignes de la préſence de la Cataraéte exiſtent ſans ceux qui caraétériſent la goutte ſereine. Lorſque les

malades, chez lefquels on obferve cette immobilité de la pupille, fe foumettent à l'opération, elle réuffit auffi parfaitement que
dans les cas les plus favorables, & qui ré-
uniffent tous les avantages que nous avons
énoncés ci-deffus. On reconnoîtra fi ce peu
de mobilité eft un état naturel ou contre nature, en interrogeant les malades, & en obfervant s'ils voient encore de l'œil affecté de
la Cataracte, fur-tout lorfqu'il n'y en a qu'un
qui le foit, & fi celui qui eft fain jouit
d'une affez bonne vue, quoiqu'avec la pupille immobile ou peu mobile. Les Cataractes
noires font plus difficiles à appercevoir; cependant la pupille alors a un de degré de noir-
ceur bien différent de l'état naturel; &, avec
de l'attention, on découvre toujours l'opacité
& la couleur du cryftallin différente de celle
du fond de l'œil.

En général la couleur du cryftallin eft fort
peu intéreffante dans la méthode par extraction. Un cryftallin fort blanc, & qui ordinairement cache toute la pupille, annonce,
à la vérité, qu'il eft mollaffe ou même fluide;
mais, dans ce cas, l'opération promet un
fuccès encore plus affuré, parce que le cryftallin s'échappe fans effort. On imagineroit
que, dans ce cas, il eft inutile de faire une

incifion à la cornée, auffi grande que dans les autres états du cryftallin ; cependant je crois qu'il eft prefque auffi effentiel qu'elle le foit, que fi le cryftallin étoit volumineux. En voici la raifon : dans cette Cataracte, cette matière vifqueufe, qui accompagne le cryftallin, ne fe montre pas toujours, & ne fort pas malgré qu'on la follicite avec le plus grand foin, au moyen de la curette ; à la vérité elle s'écoule quelquefois dans les vingt-quatre heures qui fuivent l'opération ; mais, fi l'incifion eft petite, l'humeur aqueufe, qui doit l'entraîner, ne flue point en auffi grande quantité que dans le cas contraire, parce que le peu d'étendue de la fection gêne fon effufion de façon qu'elle fe trouve arrêtée, ainfi que cette matière qui alors trouble la vue, fi elle ne l'empêche entièrement. L'expérience nous a convaincus que l'opération faite dans cette efpéce de Cataracte, n'excite que peu de douleur, & que la réunion de la plaie eft prompte, fans inflammation & fans ftaphylome.

§. X. *Préparation des malades pour l'opération.*

APRÈS avoir expofé les cas où l'opération de la Cataracte peut être pratiquée avec fuccès, ce feroit le lieu de paffer à la defcription de notre Méthode; mais il eft indifpenfable, auparavant, d'ajouter quelques réflexions fur les moyens qu'on a coûtume d'employer & de regarder comme néceffaires pour difpoſer les malades à l'opération.

On recommande communément de préparer les malades quelque temps avant de les opérer (1); les moyens les plus en ufage font la faignée, les purgatifs, les boiffons délayantes & rafraîchiffantes; mais, lorfque les fujets à opérer jouiffent d'ailleurs d'une bonne fanté, je fuis intimement perfuadé que tous les remédes font au moins inutiles. Je crois donc que, dans les cas ordinaires, il fuffit, la veille ou la furveille de l'opération, de faire prendre au malade quelques bains de pieds, des lavemens, fur-tout fi le ventre n'eft pas libre. Il en eft de cette opération comme de la plupart de celles qu'on pratique en Chirurgie; les malades qui les fubiffent, doivent être dans cet état tempéré qui en affure le fuccès.

La pléthore, qui difpofe à l'inflammation,

____

(1) Hoin, Mémoires fur la Cataracte capful. dans les Mémoires de l'Académie de Chirurgie de Paris, tome II, *in*-4°. 1769.

l'ardeur, l'âcreté & l'échauffement font les principaux objets à éviter. Ainſi les ſaignées & les rafraîchiſſans ne font vraiment utiles que quand ils font indiqués.

Si les premières voies font chargées de ſaburre, les vomitifs & les purgatifs doivent être adminiſtrés ſelon les circonſtances ; mais, ſans cette indication, ils ſeroient plus nuiſibles qu'utiles, comme préparatoires.

Une précaution dont on ſe trouve bien, & qui ſeule ſuffit dans les cas ordinaires, eſt de diminuer la nourriture des malades cinq ou ſix jours avant de les opérer, & de leur preſcrire l'uſage des alimens tirés du régne végétal.

La ſaiſon qu'on choiſit tient encore beaucoup du préjugé ; cependant il faut, autant qu'il eſt poſſible, éviter les trop grandes chaleurs, ſur-tout à cauſe du lit qu'on eſt quelquefois obligé de garder après l'opération, pourvû cependant que le malade n'en ſoit pas trop incommodé. On a coûtume de préférer le printems pour cette opération ; mais, dans les cas de néceſſité, toutes les ſaiſons font indifférentes.

§. XI. *Deſcription de notre inſtrument.*

QUOIQUE le ſuccès des opérations de

Chirurgie dépende beaucoup plus de l'habileté de l'Opérateur que de la forme des inftrumens qu'il emploie, cependant celle-ci y contribue & mérite une confidération particulière dans l'hiftoire des manipulations chirurgicales. On remarque généralement que plus les inftrumens font fimples, plus ils ont d'avantage dans la pratique. Il doit paroître bien étonnant, d'après cela, qu'on foit parvenu fi lentement à cette fimplicité dans les inftrumens qu'on emploie pour l'extraction de la Cataracte. Je crois pouvoir affurer qu'aucun ne l'emporte à cet égard fur celui qui a été imaginé par mon père, & dont il fe fert avec fuccès depuis plus de trente-cinq ans. Il n'y a que le Docteur *Richter* qui l'ait décrit dans fa *Differtation* publiée en 1770, d'après ceux qu'il s'eft procurés chez le Coutelier de Londres ; mais, comme il eft naturel que l'Inventeur connoiffe mieux fon inftrument que celui qui n'a fait que le copier, & qu'on doit attendre plus d'exactitude de fa part que de celle de fes Imitateurs, je vais en donner une defcription détaillée, dans laquelle j'aurai occafion de relever quelques erreurs qui fe font gliffées dans celle qui a été faite par le Médecin de Gottingue.

Cet

Cet inftrument, qu'on peut nommer *cé-ratotome* (*Fig.* 2.), plutôt qu'*ophtalmotome*, parce qu'il eft deftiné à couper la cornée tranf-parente, reffemble à une lancette à faigner ; mais fa lame a un peu moins de largeur & un peu plus de longueur ; elle eft droite , & , fi quelquefois elle préfente une convexité pref-qu'imperceptible, cela dépend uniquement de l'ouvrier ; fa convexité eft trop confidé-rable dans la Figure que Richter a donnée. La lame a dix-huit lignes de longueur , & trois dans fa plus grande largeur ; comme elle va toujours en décroiffant de la bafe à la pointe , ce n'eft que dans l'efpace de quatre lignes environ depuis fa bafe, qu'elle en a trois de largeur ; mais à fix lignes environ de fa pointe , & vers le tiers de fa longueur de ce côté , elle n'a plus qu'une ligne & demie de largeur.

Pour bien connoître la forme & l'utilité de cet inftrument , il faut décrire les deux bords ou côtés avec plus de foin encore que fa longueur & fa largeur , parce qu'ils influent beaucoup dans l'opération. L'un des côtés de la lame , que j'appellerai inférieur (parce qu'il eft fitué ordinairement en bas dans l'o-pération) , eft tranchant fur toute fa lcn-gueur ; à trois lignes de la bafe de la lame , ce bord tranchant préfente une légère faillie qui annonce que la lame s'élargit un peu plus à fon bord inférieur qu'à fon bord fupérieur, qui eft prefqu'entièrement droit. Cette très-légère faillie du bord inférieur & tranchant de la lame fuffit cependant pour favorifer la fection de la cornée qui s'opère ordinairement par la feule introduction de l'inftrument, & fans mouvemens particuliers, comme je le ferai voir plus bas. Le bord ou côté fupérieur eft, pour ainfi dire, partagé en trois portions. De la bafe à la pointe & fur environ dix lignes de la lame, le bord préfente une furface mouffe & très-légèrement applatie. La portion fuivante, qui a environ fix lignes & demie de longueur, eft mouffe & arrondie ; l'œil prendroit cette feconde portion pour un tranchant, parce que la lame s'amincit beaucoup dans cet efpace. Enfin l'extrémité de ce bord fupérieur, dans la longueur d'une ligne & demie, eft tranchante comme le bord inférieur, pour faciliter l'entrée & la fortie de l'inftrument par la cornée. Je ferai une réflexion fur la faillie de notre inftrument, qui paroît quelquefois plus grande qu'elle ne l'eft réellement, lorfque l'ouvrier retrécit tout-à-coup la lame depuis fon endroit le plus large jufqu'à fa bafe.

Comme toute la lame ne sert pas dans l'opération, & que, pour les cornées les plus larges,
on en emploie tout au plus dix à douze lignes (si l'on a bien mesuré la largeur de la
lame sur l'étendue de la cornée, comme je
le dirai en son lieu) la partie de la lame la
plus voisine du manche est de peu d'impor-
tance, & le Coutelier, en lui donnant plus
ou moins de largeur du côté du manche, fait
ressortir plus ou moins la portion élargie de
l'instrument ; telles étoient sans doute plusieurs de celles que M. *Richter* s'est procurées
chez le Coutelier de Londres, comme je le
conjecture d'après le dessein qu'il en a donné ;
d'autant plus que dans les Figures qu'il a fait
exécuter, celle qui représente l'instrument
plongé dans la cornée, est parfaitement semblable au nôtre, tandis que celui qui est isolé,
a une convexité considérable. La lame présente, sur le milieu de son plat, une espéce
de renflement qui tient à son épaisseur ; ce
renflement n'a d'autre usage que celui de donner un peu plus de force à l'instrument, afin
qu'il ne puisse point plier. C'est donc mal-à-
propos que M. *Richter*, en parlant de cette
partie épaisse de la lame, assure qu'elle est
destinée à éloigner l'instrument de l'iris,
& à empêcher la blessure de cette mem-

brane (1). Lorsqu'on connoît ce qui arrive dans l'opération, on conçoit que ce renflement de la lame, loin de prévenir la blessure de l'iris, pourroit plutôt la favoriser, en donnant un léger point d'appui à cette membrane, au-dessous & au-dessus duquel elle s'appliqueroit avec plus de force sur ses bords; mais cet inconvénient, qu'on évite toujours lorsqu'on a la dextérité nécessaire pour faire cette opération, existe pour tous les instrumens quelconques, & n'est nullement à craindre lorsqu'on a recours au moyen que je décrirai plus bas. Cette épaisseur du milieu de la lame est faite dans l'intention de prévenir sa rupture, qui pourroit arriver si l'on engageoit sa pointe dans le bord de la sclérotique, qui reçoit celui de la cornée. J'ai vu quelquefois l'instrument plongé trop obliquement, de sorte que sa pointe alloit toucher la sclérotique, plier très-sensiblement par l'obstacle que cette membrane dure lui opposoit ; & il casseroit très-certainemeut dans cette circonstance, si on ne le retiroit un peu pour changer sa direction.

La lame de cet instrument doit être faite

––––––––––––––––––––––––––––––

(1) Fascicul. de Cataract. pag. 26, Gottingue, 1770.

d'un acier bien trempé , & qui puisse prendre un tranchant fin & un poli très-doux.

Le manche dans lequel nous fixons la lame est à huit faces , alternativement grandes & petites, ou bien c'est un prisme à quatre faces, dont les quatre angles sont coupés & légèrement arrondis. Cette forme nous a paru la plus utile, pour qu'il pût être fixé & retenu dans les doigts, & pour qu'il ne roulât point comme feroit un manche cylindrique. Il a communément trois pouces huit lignes de longueur, & deux à deux lignes & demie d'épaisseur. La lame y est engagée de manière que ses deux faces & ses deux bords soient dans le même plan que les faces larges du manche. Vers le milieu du côté de celui-ci , qui répond au bord supérieur & non tranchant de la lame, se trouve une petite marque faite d'une matière autre que le reste du manche, qui y est incrustée & qui devant être en haut, fait placer sur le champ l'instrument dans la situation où il doit être pour l'opération. (*Voyez* les *Figures* & leur explication).

Le même instrument peut suffire pour les deux yeux, & il s'emploie également de la main droite & de la main gauche. On doit cependant en avoir plusieurs, & ne jamais se servir du même pour les deux opérations qu'on fait aux malades qui ont deux Cataractes qui doivent être opérées immédiatement l'une après l'autre. En effet, après la première opération, la lame n'a plus la même finesse, & est salie par une matière *onctueuse* & comme *grasse*, qui l'empêche de couper aussi nettement, quelque soin qu'on prenne pour l'essuyer. Une observation constante nous a appris que cette matière *onctueuse*, qui adhère à la lame, ne disparoît & ne laisse celle-ci très-nette, & propre à une nouvelle opération, que quelques heures après qu'elle a servi à la première.

Telle est la forme de l'instrument inventé par mon père ; la description exacte que j'en ai donnée en fait connoître la simplicité & les avantages. Il ne ressemble à aucun des instrumens proposés par d'autres Chirurgiens. Sa forme & son élargissement le rendent très-propre à faire, avec beaucoup de facilité & de sûreté, la section de la cornée. Comme la la lame incise cette membrane à mesure qu'elle pénétre dans l'œil, l'humeur aqueuse ne peut point s'échapper, ou bien il ne s'en écoule qu'une très-petite quantité. Il coupe par en bas, ne blesse point la paupière supérieure avec le bord supérieur, qui n'est point tranchant, & fait la section juste, & telle qu'elle doit être faite. Il a sur celui de *la Faye*, avec lequel on l'a comparé mal-à-propos (1), le grand avantage d'être également éloigné de l'iris dans tous ses points, lorsqu'il a pénétré dans la chambre antérieure, & de ressortir facilement de la cornée vis-à-vis l'endroit où il est entré, avantage que doit nécessairement avoir une lame droite sur une lame courbe, telle que celle de *la Faye*. Je n'ai pas besoin de faire observer qn'il diffère beaucoup de celui de *Béranger*, dont la convexité, trop considérable dans le tranchant, s'oppose à la facilité de la section de la cornée, en repoussant & foulant cette membrane plutôt que de la couper. Ce dernier instrument a encore l'inconvénient de faire fuir l'œil avec force du côté du grand angle, & de présenter, par conséquent, la plus grande difficulté pour la sortie de la cornée.

§. XII. *Inutilité & inconvéniens des Ophtalmostats.*

Il est étonnant que la plupart des hommes

____

(1) Voyez *Guérin*, Maladies des yeux; *Janin*, Maladies de l'œil.

D 4

célébres, qui ont parlé de l'opération de la Cataracte, ayent compté au nombre de ses principales difficultés, les mouvemens fréquens & quelquefois convulsifs de l'œil, & qu'ils ayent cherché des instrumens propres à le fixer. Une longue expérience nous a appris qu'on peut toujours s'en passer, & qu'avec de l'adresse on saisit aisément l'instant où l'œil s'arrête, comme je le dirai plus bas. Tous les instrumens imaginés pour fixer cet organe, joignent à l'inconvénient de rendre l'opération plus compliquée, plus désagréable, plus effrayante pour le malade, plus embarrassante pour celui qui opère, le danger d'irriter & de blesser l'œil ; c'est pour cela que presque toutes les personnes qui la pratiquent, même celles qui en ont imaginé de particulièrs, ont renoncé à ces instrumens ; ainsi l'on a successivement abandonné la *double errhine* de *Béranger*, la *tenaille* de *Guérin*, l'instrument de *Pope*, le *speculum* de *Petit* & de *le Cat*, & beaucoup d'autres, dont je ne parlerai pas ici. L'aiguille percée de M. *Poyet* ne remplit pas du tout cet objet dans le moment où il le faut, puisqu'on est obligé de percer d'un côté à l'autre la cornée pour qu'elle devienne capable de fixer l'œil, en dégageant le fil (1); alors il eft inutile d'employer aucun moyen pour produire cet effet, puifque l'inftrument qui fert à incifer cette membrane, fert lui-même à fixer l'œil lorfqu'il a traverfé la chambre antérieure, & que la pointe eft fortie de la cornée; & en effet l'œil ainfi traverfé, peut être dégagé du grand angle où il fe feroit caché, & ramené au côté où on le fouhaite pour terminer plus facilement & plus convenablement l'incifion.

La pique de M. *Pamard*, Chirurgien d'Avignon, fur laquelle la plupart des inftrumens imaginés depuis, ont été calqués, pourroit paroître moins fufceptible de reproches que plufieurs des précédens; mais, fi l'on obferve attentivement fes effets, elle n'en fera pas exempte. La trop grande diftance à laquelle l'opérateur eft obligé de la tenir, la rendra plus difficile à diriger, & ne pourra que nuire à l'opération. A la vérité ce défaut a été corrigé dans l'inftrument préfenté par M. *Rumpelt* (*Fig.* 12.); cet inftrument décrit par *Feller*, en 1782 (2), n'eft autre chofe qu'un doigtier au

---

(1) *Voyez* les Mém. de l'Acad. de Chir. tom. 2, pag. 353.

(2) *Voyez-en* la *Figure* dans un Traité de la Cataracte, imprimé à *Léipfick*, qui a pour titre *Libell. de Methodis*

bout duquel se trouve une pointe semblable
à la pique de *Pamard*. On place ce doigtier

---

*Suffuf. oculor. curandi à Cafa amata & Simone cultis. edit. à
Chriftian Gothold Fellero*, Lipfiæ , 1782. Voici comme
Krausius s'exprime sur cet iuftrument , dans ses notes sur
les *Inftituts de Chirurgie de Platner*, article *de Suffufione*,
page 709 , Leypfick . 1783.

« Haftulam *Pamarti* applicatam generi cuidam digitalis fer-
» ruminando juffit jungi *Rumpeltus* Chirurgus dexterrimus.
» Digitale id digito medio aut annulari impofitum mucronem
» haftulæ in eodem loco bulbi imprimit , dum intereà digi-
» tus index manûs ejufdem palpebram inferiorem diducit.
» Similem quidem haftulam vel fi mavis unum habet fer-
» ramentum quo *cafa-amata* ad bulbum oculi ftabiliendum
» utitur. Id bis flexum refert figuram litteræ romanæ S. in
» cujus capite eft haftula illa. *Iconem apud Fellerum l. C.*
» *infpice.* Cufpis autem ferramenti imprimitur non in con-
» junctivâ fed in corneâ , eo quidem loco qui à conjun-
» ctivâ dimidiam lineam diftat & punctum illud in quo
» cultellus corneam pertundit & ingreditur è diametro fpe-
» ctat. Scalpellum Chirurgus ita promovet , ut is eo ipfo loco
» corneæ ubi haftulai mprefla eft , è camerâ oculi egrediatur.
» Cavetur fic conjunctivæ , cujus, ut pote fenfilioris , læfio
» alioquin inflammationem augere poteft.

» *Rumpeltus* , Chirurgien très-habile, a fait fouder la
» pique de *Pamard* à une efpèce de *doigtier* (1). L'opérateur
» ayant mis le doigtier au doigt annulaire , ou au doigt du

---

[1] Digitale cum ftylo in apice acutiffimo , ad oculi bulbum in iis qui-
bus oculus valdè mobilis eft , fub operatione Cataractæ firmandum : fed
perpauci funt qui eodem utuntur. *Joannis Alexandri Brambilla inftru-
mentarium Chirurgicum Auftriacum* , 1782, pag. 75 , *Fig.* 14 , Tabul.
XI.

au doigt *medius* ou annulaire. Si l'on pouvoit approuver aucun de ces inftrumens, ce feroit fans doute ce dernier qui feroit préférable, puifqu'il laiffe le doigt index libre pour pouvoir abaiffer la paupière inférieure.

Quelques modernes ont penfé que l'ufage des ophtalmoftats étoit très-propre à prévenir la fection de l'iris, qui eft à craindre dans la grande mobilité des yeux ; mais l'expérience prouve que ces inftrumens nuifent plutôt qu'ils ne font utiles pour éviter cet accident.

Le plus fimple & le plus fûr moyen de ne

»milieu, implante la pique dans le globe, tandis que le
» doigt index de la même main fert à abaiffer la paupière
» inférieure. L'inftrument dont fe fert *Cafa-Amata*, pour
» fixer l'œil, a une pique ou une tige femblable. Cette tige
» courbée en deux fens oppofés, repréfente une S romaine,
» à l'extrémité de laquelle eft la pique. *Voyez* la *Figure* dans
» le Traité de *Feller, de Method. fuffuf. &c.* On implante la
» pointe de cette tige, non dans la conjonctive, mais dans
» la cornée, à une demi-ligne de la fclérotique, & elle doit
» correfpondre au point dans lequel le biftouri perce & entre
» dans la cornée. Le Chirurgien dirige fon biftouri de fa-
» çon qu'il forte de la chambre antérieure par l'endroit de la
» cornée où la pique a été implantée ; il évite par-là de blef-
» fer la conjonctive, dont la fenfibilité pourroit augmenter
» l'inflammation ».

point bleſſer l'iris lorſque cette membrane enveloppe le *cératotome*, c'eſt de faire de légères frictions ſur la cornée, avec le doigt index, tandis que le doigt *medius* tient la paupière inférieure abaiſſée, & de pourſuivre l'inciſion en laiſſant le doigt appliqué ſur la cornée. On voit ſur le champ l'iris ſe contracter & quitter l'inſtrument. Si la main eſt employée à tenir l'ophtalmoſtat, on ne peut avoir recours à ce moyen, & l'on court le riſque de couper cette membrane. Quoique l'ophtalmoſtat de M. *Rumpelt* ſoit ajuſté au doigt *medius*, le doigt index, à cauſe de l'éloignement où il ſe trouve néceſſairement de la cornée, ne peut point ſervir à dégager l'iris du *cératotome*; quand même il en ſeroit plus rapproché, il n'en ſeroit pas plus utile. Pour que ce moyen réuſſiſſe, il faut que ce doigt, & même le doigt *medius*, ſoient entièrement libres, parce que, dans des cas où l'iris enveloppe fortement l'inſtrument, l'un & l'autre doigt deviennent quelquefois néceſſaires pour la dégager. Je n'ai pas beſoin de faire obſerver qu'outre ce déſavantage qui nous a toujours éloignés de l'uſage des différens inſtrumens propres à fixer le globe de l'œil, l'ophtalmoſtat de M. *Rum-*

pelt partage encore les inconvéniens de tous les autres inftrumens de cette efpéce ; il complique l'opération : c'eft une pointe de plus que le malade a à redouter ; s'il eft entre les mains d'une perfonne peu adroite, il peut bleffer l'œil , l'irriter, l'enflammer , & par une compreffion, quelque légère qu'elle foit, brifer les cellules de la membrane de l'humeur vitrée ; cette membrane , dans quelques efpéces de Cataractes , ayant la plus grande tendance à fe déchirer.

J'ajouterai à ces détails quelques autres réflexions fur les inftrumens propres à fixer l'œil en général. Je ferai remarquer d'abord la difficulté & la gêne confidérables que doit caufer à l'opérateur l'action délicate, précife & fimultanée de fes deux mains , jointe à celle qu'il éprouve pour abaiffer en même temps la paupière inférieure ; cet embarras peut fans doute donner lieu à beaucoup d'inconvéniens : il paroît certain que la pointe de cet inftrument doit irriter & déchirer la membrane où elle eft appliquée , fi l'action qu'on exerce, par fon moyen, eft réellement fuffifante pour fixer l'œil. En vain dira-t-on que la cornée eft abfolument infenfible , & qu'il n'y a aucun accident à craindre de fa léfion, l'expérience journalière , les corps étran-

gers qui s'y fixent (1) , le *cil* qui l'irrite , &c.
réclament contre cette affertion. La conjon-

(1) Plufieurs Obfervateurs ont fait mention des corps
étrangers fixés & implantés dans la cornée tranfparente. J'ai
eu occafion d'en voir beaucoup, & ces corps font plus fréquens qu'on ne le croit communément, fur-tout chez les ouvriers qui travaillent le fer & l'acier. Parmi ceux que je pourrois raffembler en affez grand nombre, fi je traitois cet objet en particulier, j'en choifirai un très-piquant par fa fingu-
larité.

Septiéme Obfervation.

Mademoifelle Thaurin, rue du Jour, vint me confulter,
en 1784, pour un petit enfant, fon neveu, qui avoit à l'œil
gauche une maladie affez fingulière. On appercevoit au centre de la cornée une tache d'un blanc jaune, ronde & élevée
comme une petite veffie ; de cette tache partoient des vaiffeaux variqueux, qui s'écartoient en forme de rayons. La
cornée étant couverte en partie, privoit prefqu'entièrement
cet œil de la vue. Cet enfant avoit été traité par des Oculiftes de la Capitale, qui avoient regardé cette maladie comme une phlyctène, & lui avoient confeillé beaucoup de remédes, fans aucun fuccés, pendant quelque mois. En examinant attentivement cet œil, je ne pus croire, à caufe de la
couleur jaune de la tache, que ce fût une phlyctène, & je
penfai, d'après plufieurs autres cas que j'avois eu occafion
de voir, que ce pouvoit être un corps étranger, d'autant
plus que l'enfant ne fouffroit pas beaucoup, que la lumière
ne l'affectoit que légèrement, & que les remédes qu'on avoit
employés, n'avoient produit aucun effet. Pour m'affurer de
ce fait, je pris l'aiguille d'or dont je me fers dans l'opération de la Cataracte, & je touchai la tache à plufieurs re-

ctive, d'ailleurs, qui recouvre la cornée,
comme on n'en peut douter, ſoit par la for-
mation de l'onglet, ſoit par le prolongement
de ſes vaiſſeaux variqueux, eſt très-ſenſible,

---

priſes, quoiqu'avec beaucoup de peine, à cauſe de l'indocilité de l'enfant. Après pluſieurs mouvemens de l'aiguille
vers la baſe de la petite tumeur, je parvins enfin à la détacher & à l'enlever tout-à-fait de deſſus la cornée. En l'examinant, je reconnus aiſément que c'étoit une moitié de la
coque dure qui enveloppe l'amande du millet, qui étant tombé dans l'œil de l'enfant, s'étoit implantée dans la cornée;
de ſorte que le bord tranchant & la face concave de cette
enveloppe adhéroient à cette membrane, tandis que ſa face
liſſe & convexe faiſoit une légère ſaillie à l'extérieur. Cet accident étoit arrivé depuis environ quatre mois, dans le moment où l'enfant tournoit les yeux en haut de l'appartement
& vers une cage, d'où l'oiſeau, qui y étoit renfermé, lan-
coit ſouvent ces tuniques du millet, en le briſant avec le bec,
comme on ſait que les petits oiſeaux ont coutume de le faire.
Cette coque s'étoit peu-à-peu enfoncée dans la cornée par
les preſſions réitérées des paupières, & ſa couleur avoit trom-
pé les perſonnes de l'art qui l'avoient traité. Après avoir extrait ce corps étranger, j'apperçus le creux qui ſe trouvoit au
centre des vaiſſeaux variqueux, & qui préſentoit la place où
ce corps avoit été logé. Quelques jours ſuffirent pour diſſiper
ces vaiſſeaux. Je n'employai abſolument que de l'eau fraîche.
Comme la cauſe qui avoit produit & qui entretenoit les vaiſſeaux variqueux, n'exiſtoit plus, ils ſe diſſipèrent d'eux-
mêmes & en fort peu de temps. Il ne reſta aucune trace de
cette maladie ſur la cornée, & l'enfant vit de cet œil auſſi-
bien qu'avant l'accident.

& fa bleſſure ne peut être indifférente ; de plus , la preſſion exercée en même temps dans deux ſens oppoſés , & par ces inſtrumens, & par le *cératotome*, déterminera l'humeur aqueuſe à s'échapper avec plus de rapidité qu'il ne convient, auſſi-tôt que celui-ci lui aura préparé une iſſue. Dans ce cas, l'iris ſe portant en avant , & enveloppant totalement l'inſtrument, on peut à peine éviter de la couper. L'inſtant où il ſeroit le plus important d'avoir l'œil fixé , eſt celui où le *cératotome*, ayant traverſé la chambre antérieure , doit être plongé dans le côté oppoſé de la cornée, pour achever l'inciſion de cette membrane ; mais alors la compreſſion n'exiſtant plus que du côté où eſt l'inſtrument deſtiné à fixer l'œil , cet organe, devenu libre, peut ſe tourner du côté du *cératotome* , comme nous l'avons éprouvé quelquefois dans les yeux convulſifs ; d'ailleurs, quand l'inſtrument eſt parvenu dans la chambre antérieure , & que l'humeur aqueuſe s'eſt écoulée, pour la plus grande partie, par la preſſion de l'ophtalmoſtat , la cornée , devenue flaſque, rend la ſortie du *cératotome* très-difficile , & l'uſage de l'ophtalmoſtat plus nuiſible qu'utile.

Il eſt prouvé, comme je le crois, qu'aucun de ces inſtrumens ne peut fixer l'œil dans le

moment

moment où il est intéressant qu'il le soit, c'est-à-dire, pour diriger la sortie du *cératotome* ; on ne peut absolument les employer, lorsqu'on a déjà fait quelques opérations & qu'on en a reconnu tous les inconvéniens. Nous penserons donc toujours que la réussite sera d'autant plus constante, qu'on n'employera que peu d'instrumens, qu'on fatiguera moins l'œil, & qu'on opérera par la méthode la plus simple & la moins compliquée. Ces instrumens auront pu réussir quand ils auront été employés sur des yeux naturellement peu mobiles, & qui n'entrent point en convulsion à leur approche ; mais alors il eût été bien préférable de s'en passer. Si, au contraire, on opère des yeux qui deviennent convulsifs aussi-tôt qu'on les touche, alors l'application des *ferremens* devient presque aussi difficile que l'opération même ; il peut en arriver des déchiremens dans la conjonctive, ou dans la cornée, produits par la pointe de ces instrumens, pendant les mouvemens multipliés de ces organes. Enfin, la principale crainte de tous ceux qui ont proposé les moyens de fixer l'œil, est la lésion de l'iris ; & je dois répéter ici que c'est une crainte d'autant plus mal fondée, que cet accident peut devenir beaucoup plus fréquent par l'u-

fage des ophtalmoftats. Si l'on a l'attention,
lorfque cette membrane enveloppe le *cératotome* , de faire de légères frictions fur la cornée , & de pourfuivre l'incifion fans s'arrêter,
on n'eft pas en danger de la bleffer ; dans ce
cas , il faut bien fe garder de retirer l'inftrument & d'achever l'incifion avec des cifeaux.
Le moyen de fe débaraffer de cette membrane ne nous a jamais manqué, & nous n'a-
vons jamais été obligés de retirer notre *cératotome*. Je donnerai ici quelques obfervations
pour prouver que , dans les yeux les plus mobiles & les plus convulfifs , on peut réuffir
très-bien, fans fixer les organes par des inftrumens quelconques , & que les ophtalmoftats
auroient été préjudiciables par la gêne qu'ils
auroient occafionnée.

Huitiéme Obfervation.

M. *** , Docteur en Droit , qui fut d'a-
bord opéré , fans fuccès , de la Cataracte de
l'œil gauche , par un Oculifte de la Capitale ,
préfente un exemple de ces efpéces d'yeux
convulfifs dont je viens de faire mention , &
fur lefquels on peut néanmoins, & on doit
même faire l'opération , fans employer d'inftrumens pour les fixer. L'œil droit , qui étoit
également affecté de Cataracte , fut opéré par

mon Père, en 1784 ; il incisa simplement la cornée, sans toucher à la capsule, qu'il ouvrit ensuite avec l'aiguille d'or, en la portant en divers sens. Ce malade avoit les muscles des paupières & du globe fort irritables. Pendant l'incision de la cornée, l'humeur aqueuse s'écoula rapidement ; l'iris enveloppa totalement le *cératotome* ; mais elle fut dégagée par les frictions légères sur la cornée, & l'incision de celle-ci fut terminée heureusement & sans accident.

Dans cette opération, si la main avoit été embarrassée par quelqu'instrument, il eût été impossible d'éviter la lésion de l'iris ; & c'est probablement la crainte de cet accident, qui ne permit pas à l'Oculiste qui fit la première opération, de faire l'incision aussi grande qu'elle auroit dû l'être, comme on peut en juger par la cicatrice de l'œil gauche. La difficulté que le crystallin eut, sans doute, à sortir dans cette première opération, fit naître des accidens fâcheux qui détruisirent l'espoir & du malade & de l'opérateur. L'opération faite par mon Père eut un succès complet, & ne fut suivie d'aucun accident.

Neuviéme Observation.

Madame * * * avoit également les muscles

du globe de l'œil & des paupières très-difpo-
fés à entrer en convulfion à la moindre occafion. Cette Dame avoit une Cataracte complette à l'œil gauche, & fut opérée par un
Oculifte de Paris. L'opération eut des fuites
très-fàcheufes pour la malade, puifqu'après
des fouffrances affez vives, cet œil tomba en
fuppuration. D'après ce que je pus recueillir
du récit que cette Dame me fit fur les moyens
qu'on employa pour lui faire cette opération,
je jugeai que cet œil, entrant facilement en
convulfion, l'humeur aqueufe s'écoula rapidement, dès que la cornée fut un peu ouverte, comme cela arrive affez fréquemment
dans ce cas; alors l'iris n'étant plus foutenue,
l'humeur vitrée qui, par la contraction des
mufcles droits, fe portoit antérieurement,
pouffa cette membrane fur l'inftrument; celui-ci s'en trouva tellement enveloppé, que
l'opérateur, qui peut-être ne connoiffoit pas
le moyen de s'en débaraffer, fut obligé de
faire à la cornée une fection trop petite pour
éviter de couper l'iris. Les efforts & les tiraillemens néceffaires pour l'extraction du cryftallin, par cette ouverture trop refferrée,
ont, fans doute, excité une inflammation &
des douleurs qui ont été fuivies de la fonte
de l'œil. Tel eft le jugement que je puis por-

ter de cette opération, d'après le récit assez obscur que la malade & ceux qui étoient présens à l'opération, m'en firent, & d'après ce qui m'arriva quand je fis l'opération de l'œil droit. Cet œil fut dans un état convulsif, pendant quelques minutes ; mais, ayant saisi le moment où il étoit tranquille, je me bornai, dans le premier temps, à faire l'incision de la cornée seule. Quelque promptitude que j'aye mise à cette première opération, l'iris enveloppa mon cératotome entièrement; mais je m'en débarassai à l'aide de la friction sur la cornée que j'ai déjà conseillée. La section se trouva suffisamment large pour laisser sortir librement le crystallin, après que j'eus incisé la crystallo-antérieure, au moyen de l'aiguille d'or. Quinze jours après, la malade fut parfaitement guérie, & put lire facilement, même des caractères assez fins.

D'après ce que je viens d'exposer, je crois pouvoir assurer que si j'eusse eu la main droite embarassée par quelqu'instrument que ce soit, je n'aurois pu me débarasser de l'iris. Il m'auroit été difficile de faire l'incision assez grande, par la crainte de blesser cette membrane. Les compressions que j'aurois été obligé d'employer pour faire sortir le crystallin fort gros & très-ferme, par une petite ouverture, au-

E 3

roient excité une vive inflammation , des douleurs , & un dépôt dans l'œil ; & la fuppuration qui fe feroit établie , auroit , fans doute, détruit cet organe , comme cela a eu lieu pour l'œil gauche.

Dixiéme Obfervation.

M. F * * , propriétaire d'une maifon rue des Noyers , avoit , comme les deux malades précédens , les yeux fort irritables. Les mufcles du globe & des paupières fe contractoient fi fortement que j'eus affez de peine à tenir avec le doigt la paupière fupérieure , quand mon Père fit l'opération de l'œil droit, en 1779. On éprouva les mêmes difficultés que dans les cas précédens , & l'on employa les mêmes moyens pour les vaincre. La cornée fut incifée fans la capfule ; on fit la fection de celle-ci au moyen de l'aiguille : l'opération qui fut faite , en préfence de M. *Navier* , mon Confrère, eut un plein fuccès. Le malade guérit au bout de douze jours , fans aucun accident remarquable. L'œil gauche , qui avoit été opéré par un Oculifte de cette ville , un an auparavant, éprouva des douleurs vives , & une inflammation très-violente. Ces accidens furent , fans doute , la fuite de la difficulté qu'on avoit eu à extraire le cryftallin. L'incifion fe trouva trop petite ; les compreffions , néceffaires pour l'extraction de la Cataracte , déterminèrent la fuppuration & la deftruction du globe.

Onziéme Obfervation.

Feu Madame la Princeffe de Rohan-Gué-mené , que mon Père opéra avec fuccès de la Cataracte à l'œil gauche, en 1776 , offrit un exemple bien frappant , de cette ex-trême mobilité de l'œil. Ses yeux étoient très-grands & fort faillans ; la contraction des mufcles des paupières & celle des mufcles droits du globe, déterminèrent l'humeur vi-trée à fe porter en avant & à pouffer l'iris an-térieurement. La chambre antérieure de l'œil fe trouva diminuée par cette légère con-vexité de l'iris, qui enveloppa le *cératotome* ; mais cette membrane fe contracta prompte-ment , & quitta l'inftrument au moyen de légères frictions fur la cornée. Comme le dos du *cératotome* ne coupe point, ainfi que je l'ai déjà fait remarquer, il eft inutile de s'occuper à fe débaraffer de la portion de l'iris, qui enveloppe cette partie de l'inftru-ment. Il convient de s'inquiéter uniquement de la portion tranchante. Le corps vitré , qui fe préfenta plufieurs fois à l'ouverture de la cornée, ne put s'échapper, parce que la paupière supérieure fut fermée à mesure que l'extraction du cryſtallin avoit lieu, quand l'inciſion de la capſule s'achevoit au moyen de l'aiguille. Le cryſtallin ſortit alors aſſez facilement, quoiqu'il fût volumineux. Quinze jours après Madame la Princeſſe de *Rohan* fut parfaitement guérie, & parvint, au bout d'un mois, à lire les plus petits caractères, à l'aide des verres à Cataractes.

Les inſtrumens propres à fixer l'œil auroient beaucoup nui dans cette opération ; ils auroient mis obſtacle au dégagement de l'iris, & ils auroient pu déterminer l'humeur vitrée à s'échapper, malgré la préſence du cryſtallin, qui auroit pu lui-même être entraîné, ce qui auroit été l'effet de la compreſſion que ces inſtrumens auroient exercée ſur le globe pendant l'inciſion de la cornée. Cette compreſſion ſuffit pour rompre la membrane du corps vitré, quand ce corps eſt volumineux, & quand il ſe porte en avant par la contraction des muſcles du globe. Il eſt des cas où cette contraction des muſcles du globe eſt ſi forte, que ſi l'on n'avoit la plus grande attention, en finiſſant l'inciſion de la cornée, de laiſſer tomber la paupiere ſupérieure, le cryſtallin, pouſſé par l'humeur vitrée, romproit ſa capsule & suivroit immédiatement l'instrument qui finit la section. Il y auroit également une grande perte du corps vitré, qui, dans ce cas, sort avec assez de rapidité, comme il arrive quelquefois dans l'opération des hydatides.

Douziéme Observation.

Feu M. le Cardinal de *Rohan*, Evêque de Strasbourg, étoit absolument dans la même position que Madame la Princesse de Rohan. Ses yeux étoient fort difficiles à fixer, & ils entroient en convulsion à l'approche des moindres corps. Mon Père, qui avoit été appellé à Strasbourg pour Madame la Princesse *Poniatouska*, niéce du Roi de *Pologne*, fut consulté par M. le Cardinal, qui étoit dans le dessein de se faire opérer de l'œil droit. Cette opération, qu'il fit en présence de plusieurs Médecins de cette ville, présenta les mêmes difficultés que les précédentes, & fut heureusement terminée avec le secours des mêmes moyens. Il y eut seulement un petit staphylome qui dura plus qu'il n'eut dû. Mon Père, obligé de revenir à Paris, après trois semaines de séjour à *Strasbourg*, avoit conseillé de ne rien mettre sur l'œil, sçachant, par une longue expérience, que l'air & le frottement des paupières détermineroient bientôt la réduction de cette hernie. La perfonne qu'il avoit laiffée auprès de M. le Cardinal pour faire exécuter ce confeil, voulant abfolument ne point paroître inutile, crut devoir appliquer des compreffes fur l'œil, & employer différens autres moyens qui ne firent que tourmenter le malade, & retarder la réduction; celle-ci fe fit d'elle-même, lorfqu'on eut abandonné les remédes, comme mon Père l'avoit annoncé. Ce petit accident n'empêcha pas M. le Cardinal de lire auffi-bien qu'on peut le défirer, avec le fecours d'un verre, & fix femaines après l'opération.

§. XIII. *Manuel de l'Opération dans les cas ordinaires.*

LE malade étant jugé dans le cas de l'opération, & ayant été difpofé comme je l'ai dit, on le fait affeoir fur une chaife baffe, à un jour qui ne foit pas trop vif, parce que, pour l'incifion de la cornée même, un jour médiocre eft plus favorable, & que d'ailleurs le malade eft plus tranquille, comme nous l'avons toujours obfervé; fecondement, lorfqu'il eft queftion d'extraire le cryftallin, il eft essentiel que la pupille ne se resserre pas trop, & c'est l'effet que produiroit une vive lumière sur la partie contractile de l'iris. (1). On couvre l'œil sain d'une compresse retenue par un bandeau ; un aide, placé derrière,

(1) Je n'entre point ici dans la discussion anatomique relative à la nature de cette partie contractile de l'iris. Je ne parle point des muscles constricteurs & dilatateurs de cette membrane, admis par plusieurs Anatomistes ; il est beaucoup plus vraisemblable que son mouvement tient à son tissu vasculaire & nerveux, qu'à de véritables fibres musculaires qui n'ont pas été observés par les plus illustres Anatomistes. *Voyez* sur cette discussion anatomique [1], *Duverney* , [2] *Morgagny* , [3] *Mery* , [4] *Winslow* , [5] *Ferrein* , [6] *Haller*, [7] *Zinn*, [8] *Warner*, [9] *Porterfield*, [10] *Sénac* , [11] *Mauchart.*

[1] Histoire de l'Académie des Sciences , 1678, pag. 147, *in-4.*

[2] Adversar. anat. vj. animadv. 69 , 70 , pag. 227 , Venetiis, *in-fol.* 1762.

[3] Mém. de l'Académie des Sciences , 1704 . pag. 261.

[4] Mém. de l'Académie des Sciences , 1721 , pag. 318.

[5] Mém. de l'Académie , &c. 1741 , pag. 381.

[6] Herman. Boerh. Prælect. Academ. tom. 4 , pag. 107, *in-12* , Leyde , 1758.

[7] Descript. anat. ocul. human. pag. 91 , Gottingue , 1755.

[8] Description of the human eye, pag. 67.

[9] A treatise on the eye the manner and phœnomena of vision. Edimburgh. 1759 , vol. 1, pag. 153, *in-8.*

[10] L'Anatomie d'Heister , avec des Essais de Physique , *in-8.* pag. 692 , Paris, 1735.

[11] Dissertat. de Mydriasi, seu pupillæ præter natur. dilatatione, Tubing. Matt. 1745 , pag. 51 , §. 26.

tient la tête du malade & l'appuie fur fa poi-
trine ; il fouléve, avec le doigt index de la
main qui n'eft point occupée à fixer la tête,
la paupière fupérieure de l'œil à opérer, &
tient le tarfe affujetti avec l'extrémité du
doigt contre le bord fupérieur de l'orbite.
Pour réuffir à cette manœuvre & pour fixer
convenablement la paupière fupérieure, l'aide
doit avoir foin de relever la peau au-deffus de
l'orbite, & de faire pliffer fortement les té-
gumens qui foutiennent les fourcils ; par ce
moyen, il découvre en entier l'œil ; il évite
de preffer fur le globe ; il ne gêne en rien
celui qui opère, & il fixe tellement la paupière, qu'elle ne peut faire aucun mouvement (1).

L'opérateur s'établit fur une chaife un peu

---

(1) Il eft néceffaire, autant que cela fe peut, que la perfonne qui aide celle qui fait l'opération, foit elle-même in-
ftruite & dans le cas d'opérer. Un pareil aide eft feul capable de fuivre les mouvemens, & d'obéir, en quelque forte,
à l'intention de celui qui opère, d'ouvrir, d'écarter & fermer la paupière comme il convient ; en un mot, d'exécuter
les différens mouvemens capables de favorifer & de faciliter
l'opération dans différens temps. Je puis affurer que, lorfqu'on eft aidé par des perfonnes inftruites, & elles-mêmes
au fait de l'opération, on éprouve beaucoup moins de difficultés, & que fans cela l'on eft fouvent fort embarraffé.

plus haute que le malade. Comme les yeux se tournent constamment vers le lieu le plus éclairé, l'opérateur a soin de placer son malade obliquement vers une fenêtre, de façon que l'œil à opérer se tourne du côté du petit angle, & rende plus facile la sortie de la pointe de l'instrument au côté opposé à celui par lequel il est entré. Il place près du malade une chaise sur laquelle il appuie le pied droit; le genou qui, dans cette position, se trouve plus élevé, sert à soutenir le coude du bras droit, & à mettre la main à la hauteur de l'œil à opérer (1). L'opérateur prend alors le *cératotome* de la main droite, si c'est l'œil gauche qu'il doit opérer, & *vice versâ*; il le tient comme une plume à écrire; il pose sa main & l'assure au côté externe de l'œil, en plaçant le petit doigt un peu écarté des au-

----

(1) Je regarde cette situation comme la plus avantageuse & comme devant être préférée à celles qu'on pourroit proposer. Premièrement, en ce qu'elle met l'opérateur parfaitement à son aise, & les personnes de l'art, instruites, savent combien il est essentiel, pour le malade, que celui qui opère ait toutes les facilités qu'il peut désirer. Secondement, les autres positions qu'on pourroit donner aux malades, ne préviennent pas les accidens qui peuvent survenir pendant l'opération, plus que celle que je viens de recommander. C'est ce qu'une expérience constante nous a appris.

tres, sur le bord de l'orbite. Dans cette poſi-
tion, & ayant pris ce léger point d'appui, il
ne ſe preſſe point de faire l'opération, & il
attend que l'œil, ordinairement très-agité par
les préparatifs, ſoit en repos ; ce qui arrive
toujours après quelques inſtans, & rend inutiles les inſtrumens propoſés pour fixer l'œil,
comme je l'ai dit fort en détail.

Lorſque l'œil eſt en repos, & tourné vers
le petit angle, ce qu'on a ſoin de recommander au malade, de façon qu'on puiſſe voir
avec facilité le point de la cornée par lequel
la pointe de l'inſtrument doit reſſortir ; alors
l'opérateur plonge l'inſtrument dans la partie
ſupérieure & un peu externe de la cornée,
à un quart de ligne de la ſclérotique, de ſorte
que la lame ſoit dirigée obliquement de haut
en bas & de dehors en dedans, dans le plan
de l'iris. L'opérateur abaiſſe en même temps
la paupière inférieure, par le moyen des
doigts index & *médius*, qu'il tient légèrement
écartés l'un de l'autre, & il doit avoir l'attention la plus ſcrupuleuſe, de ne faire aucune
compreſſion ſur le globe, & de le laiſſer parfaitement libre ; ce qui eſt le moyen le plus
ſûr de diminuer ſa mobilité & de le fixer.
(*Voyez* la *Figure* 4, qui repréſente la ſituation de l'inſtrument dans le moment où l'on
perce la cornée.

Quand l'inftrument , après avoir pénétré dans la cornée , arrive vis-à-vis de la pupille , on plonge fa pointe dans cette ouverture par un léger mouvement de la main en avant , on incife la capfule du cryftallin avec la pointe du *cératotome* ; puis , par un autre léger mouvement oppofé au premier , on la dégage de la pupille ; on traverfe la chambre antérieure ; on fort vers la partie inférieure de la cornée , un peu du côté du grand angle , à la même diftance de la fclérotique , que celle à laquelle on a percé la cornée par en haut ; &, continuant de poufer l'inftrument , on achéve ainfi l'incifion de la cornée le plus près poffible de la fclérotique. Si l'on dirige convenablement le *cératotome* , fi l'on fe fert à propos des deux doigts index & *médius* de la main oppofée , la fection fe trouvera grande , femi-circulaire , & affez près de la fcléroti-que , comme cela doit toujours être.

Quand on fait l'incifion de la cornée très-près de la fclérotique , il arrive affez fouvent qu'il fort du fang. Cela ne doit point du tout inquiéter. Ce font quelques-uns des vaiffeaux fanguins de la conjonctive , qui rampent au bord de la cornée , & qui fe trouvent incifés en même temps que cette tunique. Cette très-légère faignée locale ne peut être que très-avantageuſe , bien loin de faire craindre aucun accident. Je ſuis tellement perſuadé que cela peut être utile , que je tâche , autant qu'il eſt poſſible , de diriger l'inciſion de la cornée très-près de la ſclérotique , pour réuſſir à inciſer ces vaiſſeaux & à les dégorger légèrement. Il m'a même paru que , très-ſouvent , cela évitoit des inflammations : au reſte il ne faut pas intéreſſer la ſclérotique.

Si le bord ſupérieur de l'orbite eſt fort ſaillant, & que l'œil ſoit fort petit & fort enfoncé dans la cavité orbitaire , il ſeroit fort difficile de faire l'inciſion preſque perpendiculaire , parce que le coronal gêneroit, & obligeroit de tenir l'inſtrument trop obliquement , par rapport au plan de l'iris. Il ſeroit impoſſible de ſortir de la cornée à la diſtance convenable. Dans ce cas, il faut diriger & tenir l'inſtrument beaucoup moins perpendiculairement ; mais , cependant , il ne doit point être horizontal.

L'iris eſt convexe dans les yeux de quelques perſonnes. Chez ces malades, la chambre antérieure ſe trouve conſidérablement diminuée , & la ſection de la cornée en devient plus difficile. Il eſt preſqu'impoſſible de la terminer convenablement , de lui donner l'étendue qu'elle doit avoir, ſans bleſſer l'iris, à moins qu'on n'employe à propos les fri-

ctions

ctions que j'ai déjà indiquées plufieurs fois. Par ce moyen, on la dégage de la lame du *cératotome*, qu'il eft prefqu'impoffible qu'elle n'enveloppe pas pendant l'incifion de la cornée. Cette convexité de la cornée s'obferve chez les perfonnes dont le cryftallin eft fous forme d'hydatide ; cependant j'ai eu occafion de la remarquer, affez rarement à la vérité, quoique le cryftallin fût dans fon état ordinaire pour le volume, à l'opacité près. J'ai même obfervé cette faillie de l'iris après l'extraction de la lentille opaque. Dans le plus grand nombre des individus, l'iris eft plane ; c'eft ce que *Vefale* paroît avoir remarqué le premier ; tous les Anatomiftes, depuis *Galien*, ayant regardé l'iris comme convexe dans l'état naturel. Ce fait a été mis hors de doute par M. *Petit*, dans les Mémoires de l'Académie Royale des Sciences, années 1723 & 1728.

Le bruit qui fe fait entendre lorfqu'on incife la cornée de quelques malades, & la difficulté qu'on éprouve à continuer la fection de cette tunique, donnent lieu aux perfonnes qui pratiquent depuis peu de temps cette opération, d'accufer leur inftrument, dont le tranchant ne leur paroît point affez affilé : mais c'eft à tort ; car la cornée, eft quel-

quefois si dure & si coriace, que l'instrument le plus tranchant a beaucoup . de
peine à la couper. J'ai éprouvé fort souvent
cette résistance, & j'ai trouvé que le nom
de *cornée* avoit été donné à cette membrane,
avec beaucoup de raison, à cause de sa ressemblance avec la corne. Lorsqu'on éprouve cette difficulté, il est très-essentiel de ne
point employer de force pour finir l'incision. Il est aussi fort important de ne pas
tirer l'instrument en avant, ni en bas ; ce seroit le moyen de mal terminer la section,
qu'on courroit risque de faire trop petite. Il
faut, dans ce cas, pousser uniquement l'instrument selon la direction qu'on lui a donnée, sans employer de force. Le doigt index
& *medius* servent alors très-utilement pour
terminer l'incision, en donnant un point d'appui au tranchant, au moyen de l'ongle sur
lequel on l'acheve (1).

---

(1) Cette tunique, qui est composée de plusieurs feuillets appliqués les uns sur les autres, peut être séparée de la
sclérotique. Quelques Anatomistes ont prouvé par-là, qu'elle
ne lui étoit que contigue & non continue. Il semble qu'elle
soit douée de peu de sensibilité dans l'état sain ; mais elle devient très-sensible lorsqu'elle a été lésée par l'instrument
tranchant, & encore plus par les instrumens piquans. Peut-

L'incision de la capsule du crystallin, faite par ce procédé, forme un lambeau qui est en petit ce que celui de la cornée est en grand. Cette méthode a de grand avantages, & est utile en ce qu'elle est plus expéditive, & fait en un temps ce que par les autres méthodes on ne fait qu'en deux ou trois reprises. On doit donc moins fatiguer l'œil, & espérer plus de succès par cette méthode simple que par celles qui, plus compliquées par le nombre des instrumens qu'on emploie, doivent entraîner après elles plus d'accidens & empêcher plus souvent la réussite. En effet, moins on introduit d'instrumens dans l'œil, moins on le fatigue, moins on l'irrite, & moins on a à craindre de suites fâcheuses, qui dépendent fort souvent de cette irritation. L'œil est un organe si délicat & si sensible, que les tourmens qu'on lui fait éprouver ne sont jamais exempts de danger ; & si malgré cela il arrive que des opérations réussissent, ce n'est qu'à l'heureuse constitution des malades que ce succès est dû.

L'incision de la cornée n'est pas ce qui pré-

être cette sensibilité est-elle due à la conjonctive, qui la recouvre. Quoiqu'il en soit, la lésion de cette membrane n'est point absolument indifférente.

fente le plus de difficulté. L'extraction du cryftallin faite avec fuccès, fur-tout dans le cas de complication, prouve bien mieux la dextérité d'un opérateur, & demande beaucoup plus de connoiffance de fa part.

La fection de la cornée, faite ainfi que je l'ai propofée, procure beaucoup d'avantage ; on ne rifque point de bleffer la caroncule lacrymale, la veine angulaire, de piquer le nez, la conjonctive, fur-tout lorfqu'il y a une rétraction en arrière, comme il arrive quelquefois dans les yeux qu'on opère, principalement quand les malades font fort agités. Tous ces accidens font à craindre dans l'opération faite horifontalement, felon la direction des petit & grand angles de l'œil. Notre méthode prévient auffi la trop prompte effufion de l'humeur aqueufe, ce qui eft un point important ; car, lorfque cela arrive, l'iris venant à fe préfenter, & enveloppant le *cératotome*, on court rifque de couper cette membrane, fur-tout fi l'on n'eft pas prévenu qu'à l'aide des frictions légères, on la fait toujours retirer ; elle préfente encore l'avantage de permettre une plus grande incifion, &, en facilitant la fortie du cryftallin, de faire éviter l'irritation qui pourroit réfulter de la difficulté que cette extraction préfente dans les autres méthodes ; mais un des avantages les plus confidérables de cette manière d'opérer, c'eft que l'incifion fe trouvant du côté du petit angle, eft en grande partie recouverte par la paupière fupérieure. De cette manière, les lèvres de la plaie étant conftamment rapprochées l'une de l'autre, leur réunion eft plus prompte, la cicatrice moins apparente, & les ftaphylomes moins fréquens. Lorfqu'au contraire, l'incifion de la cornée eft horizontale, les paupières venant à fe gonfler, & celle d'en haut preffant la cornée, la lèvre fupérieure de l'incifion fe retire ou s'élève, tandis que la paupière inférieure, comprimant & portant en dedans la lèvre inférieure de la plaie, tend ainfi à les éloigner l'une de l'autre, & s'engage fouvent dans leur intervalle ; l'air qui pénètre alors entre les lèvres de l'incifion, les defféche, les fait devenir calleufes, rend la réunion plus difficile & plus lente, la cicatrice plus difforme, & il en réfulte une irritation conftante qui peut entraîner une foule d'accidens, & donner beaucoup plus fréquemment naiffance à des ftaphylomes ; enfin l'humeur vitrée n'a pas autant de facilité à s'écouler dans notre méthode que dans la fection horizontale.

F 3

§. XIV. *Manière particulière d'inciser la capsule dans quelques cas.*

QUELQUEFOIS le *cératotome* ne peut enta-mer la capsule sur le champ. A la vérité en insistant on y réussiroit; mais comme il se-roit nuisible de laisser long-temps l'instrument dans l'œil, il est préférable alors de continuer à inciser la cornée pour ouvrir en-suite la capsule, par le moyen que j'indique-rai. On évitera par-là que l'humeur aqueuse ne s'écoule trop promptement, & que l'iris n'enveloppe l'instrument. Telle est la raison du succès que mon père a obtenu dans le cas suivant, en ouvrant la capsule avec un autre instrument que le *cératotome.*

Treizième Observation.

Madame *Rood*, qui demeuroit sous la Bourse à *Amsterdam*, & que mon père opéra en 1761, présente une de ces complications & de ces réussites assez extraordinaires. Cette Dame, qui étoit affligée d'une Cataracte à l'œil gauche depuis long-temps, vint consul-ter mon père, qui fit cette opération en pré-sence de MM. *Camper & Hovius*, célébres

Médecins. Cet œil étoit peu saillant, la cornée étoit assez grande, la pupille jouissoit de
peu de mobilité, le cryftallin étoit très-opaque, la capfule antérieure fort blanche, &
reffembloit à un morceau de *papier*, qu'on
auroit appliqué fur l'iris; elle étoit d'ailleurs
fort dure, & adhérente à l'uvée. Quand le
cératotome, après avoir percé la cornée, fut
parvenu dans la pupille pour incifer la capfule, on vit, avec furprife, que la pointe
très-aiguë de cet inftrument, au lieu d'entamer cette enveloppe, gliffoit deffus, tant elle
fe trouvoit *coriace*. Dans cette circonftance,
il auroit été nuifible d'infifter plus long-temps
à vouloir la couper de cette manière, parce
que l'humeur aqueufe auroit pu s'écouler,
& l'iris envelopper l'inftrument. Quoique ces
accidens n'ayent pas de grands inconvéniens,
on doit cependant les éviter; la pointe
du *cératotome* d'ailleurs, par les différens
mouvemens, néceffaires pour pouvoir entamer la capfule, auroit pu s'engager dans l'iris
& la bleffer. On pourfuivit donc la fection
de la cornée feule. Celle-ci terminée, il fallut, avec une aiguille propre à cet ufage,
détruire antérieurement cette capfule, en
l'agitant en différens fens; ce qui fut affez
long & pénible à caufe de fa dureté & de

son adhérence à l'iris. Cette capsule détruite avec le plus grand soin, parce qu'elle étoit opaque, il fallut extraire le cryftallin; mais ce corps n'obéiffoit pas aux légères compreffions qu'il convient d'employer. A la vérité il préfentoit fon bifeau fupérieur, & fortoit par la pupille prefqu'entiérement. La capfule poftérieure, qui étoit collée à ce corps, adhéroit elle-même fortement à la membrane de l'humeur vitrée, par une partie de fa circonférence. A chaque preffion le cryftallin fe préfentoit, & on voyoit à la partie poftérieure & inférieure de ce corps, une petite veffie qui y adhéroit fortement, & qui étoit formée par la membrane *hyaloïde*; alors mon père prévint MM. *Camper* & *Hovius* qu'il y auroit néceffairement une perte du corps vitré; en effet, en faifant faire au cryftallin une révolution fur lui-même, il en fit l'extraction. On apperçut fur ce cryftallin la capfule poftérieure opaque, & collée fur lui; à fa partie moyenne paroiffoit le lambeau de la membrane du corps vitré, qui avoit préfenté cette petite veffie. Il y eut, comme on l'imagine bien, une effufion affez confidérable de l'humeur vitrée, quoique la paupière fupérieure eût été fubitement fermée. Cependant cette Dame ne fouffrit aucune

douleur, n'éprouva ni inflammation, ni ſta-
phylome, malgré que l'opération eût été longue & laborieuſe. Cette Dame au reſte vit
parfaitement de cet œil.

Quatorziéme Obſervation.

Mademoiſelle *Marinier*, que j'opérai rue
de la Verrerie en 1784, me préſenta la même dureté, la même réſiſtance dans l'inciſion de la capſule antérieure. Il y eut cette
différence, avec l'obſervation précédente, que
je n'eſſayai pas de l'entamer avec le *cératotome*. La couleur de cette capſule, qui étoit
d'un blanc extrêmement vif, l'ancienneté de
la maladie, & ſur-tout l'extrême agitation de
la malade, me décidèrent à ne faire l'inciſion de la capſule, qu'après avoir fait la ſection
de la cornée. J'ajouterai que cette malade
avoit les yeux fort ſaillans, les pupilles très-
reſſerrées, quoiqu'aſſez mobiles. Ayant terminé l'inciſion des deux cornées très-heureu-
ſement, malgré la grande mobilité des yeux,
il fut queſtion d'ouvrir les capſules ; je commençai par celle de l'œil gauche : l'aiguille
d'or, fort tranchante, ne put inciſer cette
membrane ; & quoique je la portaſſe en
différens ſens, je ne pus l'entamer. J'aban-

donnai alors cette manœuvre, de crainte que
ces preſſions, quoique légères, ne parvinſſent
à dilacérer la capſule poſtérieure, à déchirer la
membrane *hyaloïde*, & à plonger le cryſtallin dans le corps vitré. Je ſubſtituai le petit
crochet en forme d'hameçon ; alors avec ſon
extrêmité très-aiguë, je parvins à ſaiſir cette
capſule, &, par de légers mouvemens, à la
détacher de ſa circonférence. Par ce moyen
je l'enlevai preſqu'entière ; ce qui étant ache-
vé, je procédai à l'extraction du cryſtallin.
Mais il arriva pareil phénomène que dans l'o-
pération précédente ; le cryſtallin ſe préſentoit plus d'à moitié, & paroiſſoit retenu par
ſa partie poſtérieure & inférieure. On appercevoit une petite véſicule produite par la
membrane *hyaloïde*. Je répétai pluſieurs fois
les compreſſions, & le cryſtallin chaque fois
ſe préſentoit preſqu'en entier, ſuivi de cette
petite veſſie. Inſtruit par l'obſervation précédente, j'avertis un ami de la malade, qui
ſe trouvoit préſent, qu'il s'écouleroit un peu
d'une humeur dont on doit éviter, autant
qu'il eſt poſſible, l'effuſion. D'après cela je
fis faire au cryſtallin une révolution ſur lui-
même ; cette veſſicule ſe déchira, le cryſtallin ſortit, & entraina une partie du corps
vitré, dont je prévins une perte plus conſidé-

rable , en fermant très-promptement les paupières , & en appliquant une compresse & un
bandeau , tandis que je faisois l'extraction du
cryftallin de l'œil droit. Je n'essayai point à
entamer la capsule de celui-ci avec l'aiguille ;
mais j'employai d'abord le petit crochet ,
avec lequel je déchirai en plusieurs fens cette
capsule , qui étoit très coriace. Je ne pus l'enlever entière comme l'autre , mais j'enlevai
les lambeaux avec une petite pince , avant
d'extraire le cryftallin. Dans l'extraction de ce
corps , j'obfervai cette même adhérence de
la membrane *hyaloïde* , quoique moins confidérable que dans l'autre œil. Il y eut également un écoulement de l'humeur vitrée ,
mais moins abondant que de l'œil gauche.

Ayant panfé la malade , je la fis mettre au
lit la tête fort baffe. Il furvint quelques douleurs les premiers jours , fur-tout à l'œil
gauche , qui avoit été le plus fatigué. Je fus
obligé d'employer quelques faignées pour les
calmer , ainfi que les délayans & rafraîchif-
fans , dont on fait ufage dans ces cas. Au bout
de quelques jours je lui entr'ouvris les yeux: la
malade diftingua affez bien tous les objets ,
quoique moins bien de l'œil gauche. En examinant cet œil , j'apperçus un léger trouble
dans l'humeur aqueufe & la cornée ; l'iris

avoit une foible couleur verdâtre qui me fit craindre un hypopion. Pour éviter cet accident, j'employai quelques faignées du pied, je fis obferver une diéte exacte, & appliquer un large emplâtre véficatoire. Ces moyens me réuffirent; cet œil alla de mieux en mieux tous les jours, & la malade, quelques mois après, put lire avec le fecours des lunettes à Cataractes, malgré la perte de l'humeur vitrée & tous les contretemps qui furvinrent.

Quelquefois la cryftallo-antérieure fe trouve opaque, conjointement avec le cryftallin. On connoît cette efpéce de Cataracte compliquée, à la préfence de points ou de taches plus blanches & plus grandes dans une partie que dans l'autre. Ces taches peuvent à la vérité fe rencontrer auffi dans le cryftallin, fans que la capfule foit altérée; mais alors elles paroiffent plus profondes, tandis que celles de la capfule paroiffent plus antérieures, & comme détachées du cryftallin, qui, affez ordinairement, eft uniformément blanc, & bouche exactement la pupille lorfque fa capfule antérieure eft opaque. Pour que l'opération ait du fuccès dans ce cas, il convient de la pratiquer de la manière fuivante.

Après avoir fait la fection de la cornée,

on n'incife point la cryftallo - antérieure ,
comme dans les cas ordinaires ; on fubftitue
au *cératotome* de petites pinces qu'on introduit dans la pupille (1) ; on faifit légèrement
la capfule avec leur extrêmité ; on la détache
fucceffivement, dans toute fa circonférence ,
des adhérences qu'elle peut avoir contractées
avec les parties environnantes, & on fait en
forte de l'enlever en entier. Cette pratique
ne m'a jamais paru entraîner de grandes difficultés dans les malades que j'ai opérés de
femblables Cataractes. La capfule antérieure
étant fortie , on extrait alors le cryftallin. Si
l'on faifoit d'abord l'extraction de ce corps ,
la capfule opaque feroit plus difficile à enlever , fur-tout fans déchirer la membrane *hyaloïde* , & donner iffue par-là à l'humeur vitrée ; d'ailleurs on ne feroit pas fûr de détacher
la *cryftalloïde* antérieure fi exactement qu'il
n'en reftât quelques parcelles toujours nuifi-
bles à la vue. Par le procédé que j'indique, elle
s'enlève d'autant plus facilement, que le cryftallin fert de point d'appui pour la mieux faifir,
& qu'on ne rifque point de déchirer la membrane du corps vitré fur laquelle les parcelles
de la capfule s'appliquent quand le cryftallin
eft extrait.

____

(1) *Voyez* la forme de ces pinces, *Fig.* 11.

Quinziéme Observation.

M. *de Montgirod*, Négociant, vint de Lyon à Paris, en 1784. Quelques jours après son arrivée, il me confulta pour deux Cataraftes; celle de l'œil droit étoit complette, & me préfenta les fignes d'une opacité à la capfule antérieure; l'œil gauche ne me fembla pas être affecté de la même complication. Comme le malade fe décida à fe faire opérer des deux yeux, je commençai par l'œil gauche, qui ne me parut avoir que le cryftallin opaque. Je fis l'incifion de la capfule en même temps que celle de la cornée, & au lieu de terminer fur le champ par l'extraction du cryftallin, je commençai l'opération de l'autre œil (1); je n'incifai que la cornée de

____

(1) Je n'ai point encore parlé de cette méthode, que nous employons conftamment lorfqu'il y a deux yeux à opérer en même temps; elle confifte à ne point extraire le cryftallin, immédiatement après la fection de la cornée du premier œil qu'on opère, & à incifer la cornée de l'autre avant de terminer l'opération du premier. Quand les deux incifions des cornées font faites, on extrait le cryftallin de l'un & l'autre œil fucceffivement. Nous avons toujours remarqué que cette pratique réuffit mieux que lorfque l'extraction du cryftallin fe fait à un œil avant la fection de l'autre; & l'expérience nous a appris que le malade eft infiniment plus tranquille & fe contient mieux.

celui-ci pour pouvoir extraire la capſule entière, comme je l'ai recommandé. Je fis enſuite l'extraction du cryſtallin de l'œil gauche ;
mais ayant apperçu les parcelles de la capſule
que j'avois inciſée, manifeſtement opaques,
ce que je n'avois pas ſoupçonné, je fus obligé
d'y porter les pinces & d'en extraire les lambeaux les uns après les autres ; ce qui me préſenta de grandes difficultés, & me fit craindre d'entamer la membrane *hyaloïde* ſur laquelle les parcelles de la capſule ſe colloient.
Il y eut même une petite portion du corps vitré
qui s'échappa pendant cette opération délicate, malgré toutes les précautions que j'employai. Au reſte, le malade vit aſſez bien de

---

Lorſqu'on fait l'opération entière à un œil, & qu'on paſſe
enſuite à celle de l'autre, les malades éprouvent plus d'accidens dans la dernière ; tandis qu'en pratiquant la méthode
que je viens d'indiquer, je n'ai jamais obſervé autant d'indocilité de la part du malade, ni autant de difficulté dans
l'opération. La raiſon de ce phénomène nous paroît être
qu'un œil opèré éprouve des changemens & des altérations
dans le moment où l'on agit ſur l'autre œil, en raiſon de la
ſympathie & de la ſimultanéité des mouvemens & de l'action
qui régnent entre ces deux organes. J'ai encore obſervé, qu'en
cachant même l'œil entièrement opéré, les mouvemens
avoient encore lieu, ſans doute à cauſe que l'agitation ſe-
crete du malade, qui a apperçu les objets, au moyen de cet
œil, eſt plus conſidérable dans cet état.

cet œil , dont la pupille resta seulement un
peu déformée. L'autre œil me donna beaucoup moins de peine , parce que je m'atten-
dois à ce qui devoit arriver ; en effet , n'ayant
point incisé la capsule , je pus la saisir plus
facilement avec les pinces , en raison du point
d'appui fourni par le crystallin ; & au moyen
des petits mouvemens en différens sens , je
la détachai dans toute sa circonférence , &
j'en fis l'extraction. Le crystallin sortit ensuite
sans nulle difficulté , & l'opération fut terminée heureusement ; le malade ressentit seulement quelques douleurs à l'œil gauche , sans
doute à cause des légers tiraillemens que je
fus obligé de faire en opérant cet œil. Malgré
ces contretemps , le malade , de retour à Lyon,
vit presque aussi-bien de l'œil qui avoit le plus
souffert , que de celui qui n'avoit rien éprouvé
de semblable.

Seiziéme Observation.

Madame *Hervey* , tenant un Bureau de
tabac à Châlons-sur-Marne , m'a présenté une
semblable complication. Son œil droit avoit
une Cataracte ; la capsule antérieure étoit
d'ailleurs opaque & offroit des taches blanches , ainsi que les inégalités dont j'ai parlé

plus

plus haut. Le gauche étoit fain. J'opérai le droit en 1782. Après avoir fait la fection de la cornée, je détachai la capfule antérieure avec la pince, fans la déchirer, & je l'enlevai en entier. Le cryftallin fortit facilement ; la malade éprouva feulement quelques douleurs qui m'obligèrent de la faire faigner du pied, & qui fe calmèrent promptement. La vue de cet œil, malgré ces complications, fut auffi bonne qu'elle peut l'être, après cette opération.

On ne doit pas non plus incifer la capfule en même temps que la cornée chez les perfonnes dont les pupilles font naturellement très refferrées, ainfi que chez les malades dont les mufcles du globe & des paupières entrent facilement en convulfions à l'approche des inftrumens. Cette incifion de la capfule, en même temps que celle de la cornée, préfente encore des difficultés, quand il s'agit de la pratiquer fur les malades dont l'efpace (1) qui fe trouve entre le cryftallin &

---

(1) Cet efpace eft quelquefois confidérable ; d'autrefois il eft fi petit, que le cryftallin opaque femble toucher l'iris ; c'eft fans doute d'après cela, que plufieurs Anatomiftes célébres ont douté que la chambre poftérieure exiftât ; telle étoit l'opinion de *Winflow* Expof. anatom. pag. 317,

G

l'iris, & qu'on nomme chambre postérieure, paroît assez profond ; ce cas , qui se présente dans la pratique , oblige à inciser simplement la cornée , & à ouvrir ensuite la capsule antérieure avec un autre instrument, quand la première incision est terminée. On évite par-là d'intéresser l'iris avec le tranchant du *cératotome.*

Dans tous ces différens cas on ne plongera pas la pointe de l'instrument dans la pupille ; on évitera les divers mouvemens que j'ai recommandés , & on poursuivra simplement & dans une seule direction, l'incision de la cornée ; ensuite on coupera dans plusieurs sens la capsule avec une aiguille plate d'une ligne de diamètre, dont l'extrêmité tranchante est un peu recourbée & forme un petit crochet applati(1). Cette aiguille, d'or recuit, pour pouvoir la plier en différens sens , selon le besoin, tient à un manche de deux pouces & demi , semblable à celui du

---

Paris, 1721 ; *Senac,* Anat. d'Heister , pag. 693, &c. Paris, 1735 ; *Lieutaud,* Essais anatomiques, pag. 128, 131, &c.

(1) On est quelquefois contraint de substituer à cette aiguille le petit crochet en forme d'hameçon (*Fig. 9.*) , parce que celle-ci ne peut entamer ni détruire la capsule antérieure, qui, chez quelques malades, est dure & coriace. Alors, dans ce cas , on parvient plus aisément à l'ouvrir au moyen de l'instrument en forme de crochet.

cératotome, qui porte à son autre extrémité
la curette de même métal, qui sert àextraire
le cryſtallin, afin qu'on puiſſe ſe ſervir de l'un
& de l'autre dans le beſoin, en retournant
ſimplement l'inſtrument (*Voyez* la forme de
cette aiguille & de la curette, *Fig.* IX.). Cette
aiguille eſt auſſi de la plus grande utilité dans
le cas où la pupille eſt très-reſſerrée ; elle ſert
à en dilater l'ouverture, trop petite pour faciliter la ſortie du cryſtallin, quand ce corps
eſt très-volumineux. A la vérité, la dilatation
opérée par ce moyen, ne ſuffit pas toujours,
& je me ſuis vu quelquefois contraint de
donner un coup de ciſeaux dans la pupille,
qui ne ſe prêtoit pas à la ſortie du cryſtallin.
Ce moyen a moins d'inconvéniens & produit
moins d'accidens que n'en occaſionne la
grande extenſion qu'éprouve l'iris pour laiſſer
ſortir un cryſtallin très-volumineux. Comme
les côtés de cette aiguille ſont mouſſes, elle
peut être introduite dans cette ouverture,
ſans bleſſer en aucune manière l'iris, & elle
a beaucoup d'avantage ſur le *cyſtitome* de *la
Faye.* Les obſervations ſuivantes confirment
ce que que j'avance.

Dix-ſeptiéme Obſervation.

On m'amena, en 1783, une femme de

Fontenay-fur-Bois, qui avoit une Cataracte
à l'œil gauche, & un commencement à l'autre. A l'examen des yeux de cette malade,
j'obfervai que fes pupilles étoient peu mobiles, & fi refferrées, qu'à peine pou-
voient-elles admettre une tête d'épingle (1).
Cette circonftance ne pouvoit pas permettre
l'incifion de la capfule en même tems que
celle de la cornée; en conféquence, après avoir
fait feulement la fection de cette tunique,
fuivant le procédé que j'ai décrit, je portai
dans la pupille l'aiguille que je viens de faire
connoître; je fis l'incifion de la capfule antérieure, en agitant l'aiguille en divers fens;
je dilatai la pupille à droite & à gauche, en
haut & en bas; & par une légère preffion
fur la partie fupérieure du globe, j'obligeai
le cryftallin à préfenter fon bifeau par la pupille qui, à caufe de fon rétréciffement, fut
quelque temps à fe développer fuffifamment
pour laiffer paffer ce corps opaque. Comme
il ne fortoit pas facilement, quoiqu'il y en
eût environ un quart au-dehors de la pupille,

----

(1) On pourroit imaginer que ce refferrement de la pupille préfenteroit de grandes difficultés pour reconnoître l'o-
pacité du cryftallin; mais avec un peu d'attention, je puis
affurer qu'on découvrira facilement l'altération de ce corps
ou de fa capfule.

je le dégageai de l'iris au moyen de la curette, en faisant faire au crystallin une révolution sur lui-même.

On peut juger, d'après cette observation, combien il est essentiel de faire une grande incision à la cornée, pour donner à la pupille la facilité de se développer. On n'a point à craindre de staphylome, comme l'ont annoncé plusieurs auteurs. J'ai remarqué, au contraire, que les staphylomes sont moins fréquens quand les incisions sont grandes, parce qu'elles se referment plutôt. Elles sont fort exactement cachées par la paupière supérieure, & l'inférieure a moins de facilité à se porter dans l'intervalle des lèvres de la plaie. J'ai quelquefois observé aussi, que dans les incisions plus petites, la paupière inférieure touchoit les bords de l'incision qu'elle écartoit, retardoit ainsi la cicatrice, la rendoit plus apparente, & occasionnoit plus fréquemment les accidens dont je viens de faire mention (1).

____

(1) Le défaut de succès est souvent dû au peu d'étendue de la section ; la difficulté que trouve alors le crystallin à sortir, entraîne des suites plus fâcheuses, telles que l'inflammation, la suppuration du globe, des douleurs, l'opacité de la cornée, &c. que la section de l'iris même, qui n'est pas aussi souvent suivie de ces accidens.

L'incision pratiquée comme je l'ai preſcrit, empêche le plus ſouvent que cette hernie de l'iris n'ait lieu, tandis que par l'inciſion horizontale, elle ſeroit très-difficile à éviter.

La malade qui fait le ſujet de cette obſervation, fut guérie en fort peu de jours : la pupille de l'œil opéré reſta cependant un peu plus dilatée qu'auparavant, & n'acquit que très-peu de mobilité de plus, quoique l'œil fût d'ailleurs auſſi bon qu'il peut l'être après cette opération. L'année d'après j'opérai l'œil droit, qui me préſenta à-peu-près les mêmes phénomènes.

Dix-huitiéme Obſervation.

Mon Père étant à Londres, en 1768, Madame *Pitt* lui amena ſa Dame de Compagnie, qui avoit la Cataraɛte aux deux yeux avec immobilité de l'iris, & un reſſerrement conſidérable des pupilles. L'examen attentif lui fit juger que les capſules des cryſtallins étoient opaques, & que ces corps avoient contraɛté des adhérences avec l'iris. Ces circonſtances n'étant rienmoins que favorables à l'opération, il ne s'y détermina qu'après de vives ſollicitations, & ſans donner beaucoup d'eſpoir à la malade. L'opération préſentant beaucoup de difficulté, mon Père déſira la faire en préſence de perſonnes qui fuſſent en état de l'apprécier. Madame Pitt lui proposa MM. *Sharp & Gataker*, Chirurgiens de la Famille Royale, en présence desquels il opéra. Après avoir fait la section de la cornée à la manière ordinaire, il pratiqua l'incision de la capsule antérieure à l'aide de l'aiguille d'or, parce que le retréciffement des pupilles ne permettoit pas de l'entreprendre avec le *cératotome*; il fallut enfuite dilater la pupille, & détruire peu-à-peu les adhérences du cryftallin au moyen de l'aiguille; enfin, par de légères preffions opérées fur la partie fupérieure du globe, les cryftallins fortirent avec leurs capfules antérieures, qui étoient opaques & adhérentes à ces corps, & qui n'avoient été aucunement ou que très-peu entamées par l'aiguille. L'iris, qui s'étoit engagée dans l'ouverture de la cornée, fut repouffée & remife en place, au moyen de la curette.

Immédiatement après cette opération, la malade apperçut diftinctement tout ce qu'on lui préfenta; quelques jours de repos fuffirent pour la guérir parfaitement, fans avoir éprouvé ni douleurs ni inflammations. Ses pupilles confervèrent la même immobilité qu'auparavant; mais elles étoient moins refferrées & d'une forme affez ronde.

G 4

Cette opération eut un fuccès bien au-deffus de l'efpoir que l'état de la malade avoit permis de concevoir. J'ai fait mention, dans cette obfervation, de la fortie de l'iris, par l'ouverture de la cornée. Cet accident, qui pouvoit faire craindre le ftaphylome, arrive affez fréquemment, lorfque cette membrane eft fort relâchée, & lorfqu'elle a fouffert de grands développemens. J'aurai occafion d'en parler dans la fuite.

§. XV. *Incifion de la cornée en particulier.*

JE ferai obferver, relativement à la fection de la cornée, que les doigts index & *medius* de la main oppofée à celle qui fait cette opération, font très-utiles pour rendre ronde l'incifion de cette membrane, & pour lui donner l'étendue & la direction qu'elle doit avoir. L'ongle fournit un point d'appui très-fouvent néceffaire au tranchant de l'inftrument que l'on dirige en bas & en dehors, après que fa pointe eft fortie de la cornée afin d'en achever la fection, comme je l'ai déjà dit plus haut (*Voyez* la *Figure* V.). On conçoit, d'après cela, qu'il eft de la plus grande conféquence que les doigts ne foient point embarraffés par aucun inftrument. On doit avoir attention de pourfuivre l'incifion de la cornée fans tirer ni à foi, ni en bas le *cératotome*, dans la vue de faire la fection plus vîte, ce que les Opérateurs peu exercés pourroient imaginer être néceffaire.

Il eft encore important de tenir l'inftrument légérement entre les doigts, & de n'employer aucune force dans l'incifion. Si l'on tiroit à foi, on courroit rifque de terminer la fection au milieu de la cornée vis-à-vis de la pupille ; ce qui pourroit entraîner la perte ou l'affoibliffement de la vue par la difficulté d'extraire le cryftallin, & par la cicatrice qui gêneroit l'introduction des rayons lumineux. La fection entière s'opère convenablement & avec facilité, en continuant d'enfoncer légérement la lame dans le fens que j'ai indiqué.

Quelquefois pour n'avoir pas obfervé de placer l'inftrument felon le plan de l'iris, il arrive que le tranchant fe trouve ou trop en avant ou trop en arrière. Dans le premier cas, fi l'on ne changeoit fa direction, l'incifion fe trouveroit trop petite & finiroit au milieu de la cornée, & prefque vis-à-vis la pupille. Il y auroit alors une grande difficulté à extraire le cryftallin, & la cicatrice pourroit nuire à la vue. Dans le fecond cas l'inftrument fe trouveroit trop rappro-

ché & de l'iris & de la sclérotique, & l'on
courroit risque d'entamer ou l'une ou l'autre.
Il convient dans ces deux cas de rouler légérement l'instrument entre les doigts, jusqu'à
ce que le tranchant se trouve dans le plan
où il doit être.

D'autrefois si l'œil fuit du côté du grand
angle, l'instrument ayant déjà percé la cornée
des deux côtes, alors quoique la pointe
ne soit ressortie du côté du grand angle que
d'une demi-ligne, cependant l'œil se trouve
fixé, & on est maître de le ramener du côté
du petit angle pour achever l'incision, comme
je l'ai déjà fait observer plus haut.

On se trouve quelquefois embarrassé pour
terminer la section de la cornée convenablement, ensorte qu'elle borde bien la sclérotique, & qu'on ne se trouve pas contraint
de finir l'incision vis à-vis la pupille ; & comme il convient de faire une grande ouverture
dans tous les cas, cela n'est pas toujours très-
facile, soit en raison de la grandeur de la cornée, soit par rapport à sa flaccidité ; car alors
la lame de l'instrument, parvenue dans cette
membrane jusqu'à sa partie la plus large, ne
suffit point encore pour l'inciser convenablement. J'ai observé ce cas dans quelques malades, sur-tout chez ceux qui craignent beau-

coup l'opération, & qui font fujets à fe trouver mal quand on la pratique. On doit, pour prévenir cet inconvénient, avoir des lames de différentes largeurs, & les mefurer par le coup d'œil fur la grandeur de la cornée, de telle forte qu'elles foient capables de la couper felon toute l'étendue de fon diamètre, afin d'en faire la fection auffi grande qu'elle doit l'être. Si l'on a oublié de prendre cette précaution, & fi l'inftrument parvenu à fa portion la plus large ne fait pas une affez grande fection de lui-même, il faut y remédier & finir l'incifion en retirant le *cérato-tome* du côté du petit angle, & en l'abaif-fant en même temps légérement vers la pointe; par ce procédé on agrandit & achève l'ouverture en faifant reffortir l'inftrument le plus bas & le plus près poffible du bord inférieur de la cornée, & fur-tout on arron-dit fon incifion, fans cependant tirer anté-rieurement ni en bas l'inftrument. En pro-cédant de cette manière, on aura une fe-ction grande, demi-circulaire, qui fera peu vi-fible après la réunion de fes bords, & dont la cicatrice ne nuira point, parce qu'elle fera très-voifine de la fclérotique (*Voyez* la forme de cette fection, *Fig.* VI.). Lorfqu'elle eft faite ainfi, elle facilite la fortie du cryftallin.

que l'Opérateur follicite d'ailleurs, en preffant doucement fur la partie fupérieure du
globe; car l'inftrument une fois forti de l'œil,
l'Aide a ceffé de tenir la paupière fupérieure
qu'il laiffe tomber infenfiblement à mefure
que l'incifion de la cornée avance, & l'Opérateur eft feul chargé de tout ce qui refte à
faire fur cet organe.

Cet abaiffement fucceffif de la paupière
fupérieure rétrécit la fection de la cornée,
& fait que le cryftallin ayant quitté fa capfule, fe préfente lentement à l'ouverture de
cette tunique ; alors on retire tout-à-fait la
Cataracte avec l'aiguille qui fert à ouvrir la
capfule, puis avec une petite curette on enléve avec foin cette matière gluante, qui accompagne affez fouvent le cryftallin, & qui
eft le produit de la diffolution d'une partie
de ce corps, & qu'on doit extraire avec le
plus grand foin.

On a également attention, après que le
cryftallin eft forti ainfi que fes fragmens, de
faire de très-légers frottemens avec le pouce
& la curette fur la partie antérieure de la
cornée. Cette manœuvre raffemble ordinairement au milieu de la pupille les petits débris de matière opaque que laiffe quelquefois le cryftallin, qui ne paroîtroient pas tout

de suite sans cette précaution , & qui peuvent donner naissance à une espéce particulière de Cataracte secondaire , comme je l'exposerai plus en détail dans la suite de cette dissertation.

Cette curette sert aussi pour replacer l'iris qui se porte quelquefois dans l'incision , surtout après l'extraction des crystallins volumineux. Au moyen de cette espéce de petite cuiller , on repousse cette membrane , qui se remettant en place , évite la difformité que la pupille pourroit contracter si l'iris se trouvoit comprise dans la cicatrice.

§. XVI. *Extraction du crystallin adhérent.*

IL arrive assez fréquemment que , dans les Cataractes anciennes , le crystallin ne sort point facilement , & n'obéit point à la légère pression que je viens de recommander. Dans ce cas il faut détruire les adhérences qui le retiennent , au moyen de l'aiguille d'or que l'on dirige selon la nécessité , & spécialement autour du biseau du crystallin. Cette pratique nous a toujours réussi , & je crois devoir la constater par des cas très-remarquables.

Dix-neuviéme Observation.

M. *Monsigny* , si connu par ses grands ta-

lens en musique, avoit à l'œil droit une Cataraĉte accompagnée de peu de mobilité
dans la pupille. Il se fit opérer par mon Père,
en 1784, en présence de M. *Imbert*, Chirurgien de M. le Duc de *Chartres*. Après la se-
ĉtion de la cornée & l'incision de la capsule,
le crystallin ne sortit point par les légères
pressions que nous mettons en pratique &
qui ont du succès dans les cas ordinaires.
Mon Père fut obligé d'introduire l'aiguille &
de la porter en divers sens autour du crystallin, afin de détruire peu-à-peu les adhérences que ce corps avoit contraĉtées avec la
partie postérieure de l'iris. Il fallut au moins
quinze minutes de cette manœuvre, aussi
désagréable que nécessaire, pour débarasser
& détacher en entier le crystallin, qui sortit
ensuite, quoiqu'avec peine & assez lentement, avec une partie de la capsule antérieure, sur laquelle restoient plusieurs stries
noirâtres produites par les vaisseaux de la partie postérieure de l'iris, & qui étoient restées
collées sur cette enveloppe.

Malgré la longueur & la fatigue que cette
manœuvre avoit dû nécessairement occa-
sionner dans l'œil, le malade n'éprouva d'autre accident que des douleurs vives qui furent calmées promptement par une saignée

du pied ; & fa vue fut auffi bonne qu'elle a
coutume d'être dans les cas les plus favorables après l'extraction du cryftallin. La pupille revint d'ailleurs dans fon état ordinaire.

Vingtiéme Obfervation.

M. *Richer*, ancien Huiffier de la Chambre des Comptes, avoit, depuis plufieurs années, deux Cataractes dont il fut opéré en
1785. Celle de l'œil droit étoit la plus ancienne, & les deux yeux étoient dans une
agitation continuelle, ce qui préfenta quelques difficultés dans l'incifion de la cornée,
qui fut faite fans celle de la capfule. Cependant, avec un peu de patience, elle fut achevée fans accident. L'iris, qui dans les deux
incifions enveloppa entièrement le *cératotome*, fut dégagée au moyen des légères fri-
étions fur la partie antérieure de la cornée ;
mais quand il fut queftion d'incifer les capfules au moyen de l'aiguille, la difficulté fut
des plus grandes à caufe du mouvement perpétuel des yeux. On eut encore plus de peine
quand il fallut détruire les adhérences de
l'œil droit ; il fallut une grande patience, &
ç'auroit bien été le cas d'employer les ophtalmoftats, fi ces inftrumens n'avoient, dans

cette circonſtance encore plus que dans les autres, le grand inconvénient d'irriter & de déterminer les humeurs de l'œil à s'évacuer par la preſſion qu'ils exercent. Enfin, après beaucoup de patience, la capſule de chaque œil inciſée, ſes adhérences détruites, les criſtallins ſortirent lentement, & entraînèrent avec eux une partie de leurs capſules antérieures, ſur leſquelles on appercevoit des ſtries noirâtres à leurs circonférences; c'étoient quelques-unes des pointes des procès ciliaires qui y étoient adhérentes, comme cela peut quelquefois avoir lieu dans l'état de maladie. Quant au cryſtallin de l'œil droit, on obſerva, après ſon extraction, des filets noirs rangés les uns à côté des autres, & de diſtance en diſtance, preſque juſqu'à ſa partie la plus convexe. Comme c'étoit celui dont l'adhérence étoit la plus conſidérable, & dont les mouvemens de la pupille avoient paru infiniment plus gênés, ces filets noirs devoient être quelques fibres vaſculaires de la portion poſtérieure de l'iris, à laquelle la capſule du cryſtallin adhéroit également, & qu'elle entraîna avec elle (1).

---

(1) Cette obſervation, qui ſe préſente fréquemment dans la pratique, puiſqu'on remarque ſouvent ces ſtries noirâtres

Toutes

Toutes ces complications n'empêchèrent pas le malade de bien voir & de guérir fans aucune inflammation, & ce qui eft le plus étonnant, fans aucune douleur, quoique l'opération, à caufe du mouvement perpétuel des yeux, & à caufe des complications, eût été un peu longue.

Vingt-unième Obfervation.

M. *Cleret*, ancien Contrôleur de la Maifon du Roi, que j'ai opéré en préfence de M. *Ma-*

---

fans aucun dérangement dans les mouvemens de la pupille, pourroit donner quelque valeur à l'opinion des Anatomiftes, qui croient que les procès ciliaires s'inferent à la capfule du cryftallin. Mais comme ces filets noirs n'ont été obfervés que dans l'état de maladie, & que d'ailleurs les plus illuftres Anatomiftes ont nié cette infertion des procès ciliaires à la capfule du cryftallin, ainfi que l'ufage qu'on leur avoit affigné d'éloigner ou d'approcher foit la capfule du cryftallin, foit ce corps lui-même, felon que l'objet fe trouve plus ou moins éloigné de l'œil, n'eft-il pas vraifemblable que ce n'eft que par l'effet de la maladie que les procès ciliaires touchent la capfule du cryftallin, & que dans l'état ordinaire ils en font féparés. Confultez fur cet objet, *Haller*, *Heifter*, *Camper*, *Cafebohm*, *Zinn*, M. *Sabatier*, &c. qui font de ce dernier fentiment, & *Morgagny*, *Bidloo*, *Porterfield*, *Jurin*, *Smith*, &c. qui penfent, au contraire, que les procès ciliaires s'attachent au cryftallin, & font deftinés à l'approcher ou à l'éloigner de la cornée.

H

they, mon Confrère, m'a préfenté une de
ces complications affez rares, fur l'un & l'autre œil. La Cataracte de l'œil gauche exiftoit
depuis plus de douze ans ; celle de l'œil droit
étoit plus récente : les yeux étoient fort fen-
fibles & larmoyans habituellement, les paupières gonflées & légèrement œdémateufes;
mais indépendamment de ces incommodités,
& de l'adhérence des cryftallins que je foup-
çonnois, ils étoient dans un état qui devoit
faire efpérer du fuccés. Je procédai donc à
l'opération ; mais l'agitation où je vis le malade, & le mouvement continuel & prefque convulfif des yeux, me déterminèrent
à faire fimplement l'incifion des cornées.
Elle fut terminée affez promptement ; mais
avant que l'une & l'autre fût achevée, le malade fe trouva mal. Je n'entrepris point
d'ouvrir les capfules & d'extraire les cryftallins qu'il ne fût entièrement revenu
à lui (1) ; j'attendis ce moment, & alors

---

(1) Comme il eft des malades qui ont des envies de vomir,
& même des vomiffemens en s'évanouiffant, ou qui éprouvent ce fymptôme lorfqu'ils reviennent à eux, il convient d'attendre qu'ils foient remis, afin d'éviter les déchiremens des
parties intérieures de l'œil, & l'épanchement des humeurs qui
pourroient en être la fuite ; ce qui arrive moins facilement
lorfque le cryftallin eft encore en place, parce qu'il fert de

j'incifai les capfules au moyen de l'aiguille. Les cryftallins ne fortant point, malgré les preffions légères que j'exerçois fur la partie fupérieure du globe de l'œil au moyen du doigt, & inférieurement avec la petite curette, je jugeai que ces corps étoient adhérens, comme je l'avois prévu. Je detruifis donc ces adhérences par le moyen de l'aiguille, & j'en fis l'extraction. Ils ne fortirent qu'avec un peu de peine ; ils préfentoient à leur circonférence ces vaiffeaux noirâtres dont j'ai déjà parlé plufieurs fois. On en voyoit un bien plus grand nombre fur le bord de la capfule du cryftallin de l'œil gauche, qui étoit le plus anciennement affecté ; une partie de cette capfule étoit adhérente à ce corps, qui fortit même contre l'ordinaire, en préfentant fon bifeau fupérieur, & en faifant la

---

point d'appui en quelque manière aux autres parties de l'œil. J'ai eu occafion d'obferver ce fait plufieurs fois, entr'autres, fur une femme à laquelle, après avoir extrait le cryftallin d'un œil, il furvint un vomiffement qui m'obligea à attendre pour extraire l'autre, qu'elle fût revenue à elle. En effet, quoiqu'ils donnaffent la même efpérance, elle ne fe réalifa que pour ce dernier, tandis que le premier dont j'avois extrait le cryftallin, ne recouvra pas la vue, à caufe de l'épanchement des humeurs que le vomiffement avoit déterminé dans cet œil.

H 2

bascule ; aussi ces stries étoient-elles plus considérables à son bord inférieur. J'enlevai les fragmens des crystallins qui étoient restés après la sortie de ces corps ; & après m'être assuré qu'il n'y avoit plus rien, je couvris les yeux du malade avec une compresse & un bandeau.

Le lendemain m'appercevant que les paupières se gonfloient, je supprimai les compresses, & ne laissai que le bandeau fort lâche. Je ne craignis point que le malade ouvrît les yeux, parce que les paupières, étant un peu gonflées, n'auroient pu le permettre qu'avec quelque difficulté. Trois jours après je supprimai même le bandeau, & je laissai les yeux libres après avoir eu soin de faire fermer les volets des fenêtres. Ce moyen réussit ; l'action de l'air sur les paupières, qui d'ailleurs n'étoient point comprimées, les fit dégonfler, & cinq jours après l'opération, j'ouvris les yeux du malade, qui apperçut distinctement les objets. Il fut ainsi guéri en peu de temps, sans avoir éprouvé ni douleurs, ni inflammations, ni staphylomes, accidens que les complications de la maladie pouvoient sans doute faire craindre, & qui seroient très-vraisemblablement arrivés par toute autre méthode, & sans les précautions que j'ai indiquées.

On verra aifément, d'après cela, combien eft ridicule l'affertion vulgaire fur la *maturité* de la Cataracte qui, comme je l'ai déjà obfervé, préfente toujours plus de difficulté dans l'opération, quand elle eft plus ancienne, & doit en rendre par conféquent le fuccès plus incertain.

§. XVII. *Extraction du cryftallin, lorfque le corps vitré eft altéré.*

Quelquefois le cryftallin fe plonge dans la partie inférieure du corps vitré, & prefqu'au fond de l'œil, parce qu'il fe trouve parfaitement libre, & fes capfules fouvent détruites; alors il ne préfente plus que fon bord fupérieur. Dans cette circonftance il faut bien éviter de faire des preffions fur le globe, parce qu'on pourroit faire échapper une partie confidérable de l'humeur vitrée, qui n'eft prefque plus retenue par la membrane hyaloïde, dont la deftruction accompagne toujours la fonte de cette humeur. Le feul parti qui refte à prendre dans ce dernier cas, eft de porter dans la pupille un crochet de fer (*Fig.* X.), pour faifir le cryftallin, que j'ai fouvent rencontré très-peu volumineux dans cette occafion, le dégager du fond de l'œil,

H 3

& l'entraîner au-dehors. On a foin de fermer les paupières très-promptement, à mesure que l'on retire le cryftallin, afin de retenir le corps vitré qui le fuit immédiatement, & qui fortiroit facilement fans cette importante précaution. Je donnerai ici des obfervations dans lefquelles on verra que l'adhérence du cryftallin & l'extrême molleffe du corps vitré, ont rendu l'extraction de la Cataracte très-difficile, & ont néceffité les manœuvres que je viens d'indiquer.

Vingt-deuxiéme Obfervation.

Une pauvre femme de *la Ferté-fous-Jouarre*, attaquée d'une Cataracte à l'œil droit, depuis plus de dix ans, vint me confulter en 1780. Après l'avoir attentivement examiné, je trouvai toutes les conditions les plus favorables pour l'opération. La malade s'y étant déterminée avec joie, j'y procédai de la manière fuivante. Après avoir couvert l'œil gauche, j'incifai la cornée du droit au moyen du *cératotome* ; je plongeai la pointe de cet inftrument dans la cryftallo-antérieure, pour ouvrir cette membrane ; après quoi je terminai l'opération par la fection entière de la cornée ; je détruifis enfuite, par le moyen

de l'aiguille , le lambeau formé dans la capfule par le *cératotome* ; je voulus faire fortir
le cryftallin par la méthode ordinaire , mais
ce corps n'obéiffant pas aux preffions légères
que je fis , j'imaginai qu'il étoit retenu par
la capfule antérieure , qui n'avoit pas été
fuffifamment incifée ; j'y portai de nouveau
l'aiguille , efpérant , par fon moyen , agrandir
fon ouverture ; mais après cette manœuvre ,
le cryftallin , bien loin de fortir & de fe préfenter même à la pupille , fe plongea au contraire au fond de l'œil , & toutes les fois que
j'exerçois la preffion même la plus légère fur
le globe , le corps vitré fe préfentoit à l'ouverture de la cornée ; le cryftallin au contraire s'enfonçoit , & fe cachoit de plus en
plus , parce que la deftruction de la capfule
poftérieure lui en laiffoit la liberté. J'aban-
donnai alors l'aiguille, & je me fervis du petit
crochet ; je faifis le cryftallin après plufieurs
tentatives , & l'ayant piqué & fixé à la pointe
de cet inftrument , j'en fis l'extraction en le
retirant doucement , & ayant foin , à mefure
qu'il fortoit , de laiffer tomber la paupière fupérieure pour retenir le corps vitré qui le
fuivoit. Je ne laiffai point la malade jouir du
plaifir de revoir la lumière ; cette curiofité ,
heureufe & utile dans d'autres cas , feroit de-

venue très-prejudiciable dans celui-ci (1). Je panſai ſur le champ l'œil opéré ; je bouchai même l'autre, précaution qu'il faut également prendre dans les opérations, même les p'us ſimples, car il eſt preſque impoſſible qu'un œil ne ſuiye pas les mouvemens de l'autre. Je fis coucher la malade promptement, en lui recommandant de ne remuer

---

(1) Cette curioſité peut avoir l'utilité de prévenir l'Opérateur ſur la préſence de quelques parties muqueuſes qui interceptent ou affoibliſſent la vue, quoiqu'on ne l'apperçoive pas, & qu'on ne puiſſe la ſoupçonner que d'après le rapport du malade, dont la vue n'eſt pas auſſi nette qu'elle le doit être après l'opération. Cependant il ſeroit dangereux de s'y livrer trop long-temps ou ſans précautions ; le cas ſuivant en eſt un exemple frappant, quoiqu'il n'ait pas eu les ſuites fâcheuſes qu'on en craignoit avec raiſon.

J'avois opéré une femme d'une Cataracte qu'elle avoit à l'œil droit (l'autre étoit détruit depuis nombre d'années, par un coup qu'elle avoit reçu). L'opération terminée auſſi heureuſement & auſſi promptement qu'on pouvoit le déſirer, je fis tourner la malade le dos à la fenêtre. Dans cette ſituation elle apperçut diſtinctement tous les objets ; aſſuré qu'il ne reſtoit rien d'ertanger dans l'œil, je voulus le couvrir ; mais la malade déſirant ſatisfaire une dernière curioſité, & voir ſon mari, qu'elle n'avoit pas vu depuis long temps, ouvrit l'œil ; alors ſoit qu'elle fît un effort trop conſidérable, ſoit qu'il y eût une diſpoſition naturelle, ce qui n'avoit cependant pas paru dans l'opération, il s'écoula une portion du corps vitré ſemblable à un petit globe, qui fut ſuivie d'une autre partie

que le moins qu'elle pourroit , & de tenir la tête baffe pour prévenir la fortie du corps vitré.

Quinze jours après elle fut parfaitement guérie, & diftinguoit bien les objets, quoique la pupille de cet œil reftât plus grande qu'elle ne l'étoit avant l'opération, & même plus que l'œil gauche. Elle jouiffoit auffi de beaucoup moins de mobilité qu'auparavant.

---

de ce corps beaucoup plus fluide , malgré le foin que j'eus de fermer promptement l'œil , & de le couvrir d'une compreffe & d'un bandage. La perte de l'humeur vitrée peut être évaluée à-peu-près à trois quarts du tout, autant que je puis le juger. Je ne comptois guères fur la réuffite de cette opération , quoique j'euffe eu de fréquentes occafions de voir des pertes confidérables de l'humeur vitrée, fans que les malades fe trouvaffent privés de la vue ; cependant comme celle-ci étoit très-confidérable , j'en défefpérois.

La malade ne reffentant aucune douleur , j'ouvris cet œil au bout de trois jours ; & , à ma grande furprife , elle diftingua tous les objets avec une netté incroyable pour fon état. L'œil étoit beaucoup plus petit qu'auparavant , & la pupille tellement dilatée, que j'aurois cru qu'elle étoit affectée de goutte fereine , fi elle n'avoit apperçu diftinctement tout ce que je lui montrai, au point de voir l'heure qu'il étoit à une montre , dont les chiffres étoient affez petits. J'ai déjà fait obferver que cette grande dilatation de la pupille eft prefque toujours avantageufe après cette opération. La malade a continué à jouir d'une bonne vue , & telle qu'elle a lieu après l'opération de la Cataracte la plus heureufe.

Vingt-troisiéme Observation.

M. *de Pradine*, Habitant très-connu de *la Grenade*, arriva à Londres en 1783, dans l'intention de se faire opérer de deux Cataractes qu'il portoit depuis neuf ans. Les pupilles étoient assez resserrées, les capsules antérieures & postérieures opaques, très-coriaces & collées sur le crystallin. Lorsque la section de la cornée fut faite, & que mon Père voulut inciser la capsule antérieure, il ne put point en venir à bout, parce que le crystallin se plongeoit au fond du corps vitré, qui étoit dissous & comme fluide, & dont la membrane étoit totalement détruite. L'aiguille n'ayant pu inciser la capsule antérieure, qui d'ailleurs adhéroit au crystallin, & encore moins fixer & retirer ce corps, ce ne fut qu'avec beaucoup de peine, que le petit crochet, dont l'extrémité étoit presque recourbée en hameçon, & qui fut substitué à l'aiguille, parvint à le saisir & à le retirer du fond de l'œil, flétri & mollasse; le corps vitré dissous présentoit des difficultés presqu'insurmontables: on ne pouvoit trouver de point d'appui dans aucune partie de l'œil; le crystallin fuyoit sous l'instrument qui le pressoit; le corps vitré s'écouloit insensiblement, mal-

gré les précautions les plus scrupuleuses ; &
il fallut, pour parvenir à fixer la lentille crystalline, faire un point d'appui artificiel avec
le doigt index de la main qui n'opéroit pas.
L'opération dura plus de trois quarts d'heure,
& malgré la perte d'une partie assez considérable de l'humeur vitrée, & les fatigues que
les différentes parties de l'œil dûrent nécessairement éprouver par les manœuvres multipliées & longues que je viens de décrire,
le malade, immédiatement après l'extraction
& avant d'être pansé, eut le tems d'appercevoir & de distinguer les carreaux de la fenêtre vis-à-vis de laquelle il étoit placé. Le
crystallin saisi & *harponné* par le petit crochet, étoit très-volumineux, d'une couleur
presque noire, & il entraîna avec lui ses deux
capsules, qui étoient blanches & adhérentes
à sa surface ; c'étoit à la couleur & à l'opacité de la capsule antérieure, qu'étoit dû l'as-
pect de la Cataracte à travers la cornée.

Toutes ces circonstances malheureuses
n'empêchèrent pas le malade de guérir parfaitement. Il n'éprouva ni douleur, ni inflammation, ni staphylome, & sa vue (ce
qui pourroit peut-être surprendre), fut aussi
bonne qu'elle peut l'être après cette opération. La pupille resta beaucoup plus dilatée
& légèrement irrégulière.

Les deux yeux présentérent à-peu-près les mêmes difficultés dans l'opération , & eurent cependant le même succès , quoique cela paroisse extraordinaire. Au reste il est bon de remarquer , que lorsque les Cataractes sont anciennes, elles offrent très-souvent des complications semblables à celles qui font le sujet de cette observation & de la précédente.

Il est assez difficile de concevoir , sans doute, comment une perte très considérable de l'humeur vitrée , a pu , dans ces cas, permettre encore la perception des objets. Tout le monde sait qu'elle est très-nécessaire pour la réfraction des rayons lumineux ; mais la vue recouvrée , malgré une effusion abondante de cette humeur si précieuse , est un fait qu'on ne peut pas révoquer en doute , d'après les observations nombreuses qui le prouvent. Le corps vitré pourroit-il donc quelquefois se régénérer ? C'est le sentiment de quelques auteurs ; ou plutôt l'humeur aqueuse, en prenant sa place, n'en peut-elle pas remplir , jusqu'à certain point, la fonction , malgré la différence considérable qui est entre la densité de ces deux humeurs ?

L'humeur vitrée , quand elle n'est point altérée , ne s'échappe point dans l'opération , fi ce n'eft par la faute de l'Opérateur. Elle eft contenue dans une membrane dont la duplicature eft fenfible à l'endroit où fe trouve la lentille cryftalline. Dans cet endroit, un des feuillets de cette membrane fe continue dans la propre fubftance du corps vitré, & forme une multitude de petites cellules qui communiquent toutes les unes avec les autres, tandis que l'autre feuillet recouvre le cryftallin; de forte qu'à moins de compreffions trop confidérables, & employées à contretemps, cet accident n'aura pas lieu. Si cette humeur a éprouvé quelqu'altération, le cas devient bien différent; alors l'effufion d'une partie de ce corps eft affez difficile à éviter, fur-tout quand on n'eft pas prévenu de cette complication avant de commencer l'incifion de la cornée.

§. XVIII. *Extraction du cryftallin opaque compliqué de vaiffeaux variqueux.*

Il arrive auffi quelquefois que la Cataracte eft accompagnée de vaiffeaux variqueux à la rétine & à la *choroïde* (1); l'opération,

---

(1) Je fais mention de cette complication & de l'accident qui arrive après l'extraction, quoique dans ce cas, la *goutte*

dans ce cas, donne lieu à une hémorrhagie affez confidérable, quoique fans danger, & qui d'ailleurs ceffe d'elle-même. Cette hémorrhagie furvient affez ordinairement quelques minutes après l'opération ; on conçoit aifément que, dans des cas pareils, elle eft abfolument inutile : on peut au refte s'affurer de cet état de l'œil, en l'examinant avec foin & en le touchant. Il eft beaucoup plus dur que dans l'état naturel ; la cornée eft petite & fait une faillie en pointe ; la pupille eft dilatée & immobile : en interrogeant le malade on apprend que la paralyfie a précédé l'opacité du cryftallin, qu'il y a eu de grandes douleurs dans le fond de l'orbite & dans les parties environnantes. La fclérotique eft auffi affeétée de vaiffeaux variqueux, qui s'apperçoivent aifément à l'extérieur, & fur-tout dans les deux angles des yeux.

L'hémorrhagie ne peut donc avoir lieu que dans une de ces opérations défagréables,

---

fereine, qui accompagne la Cataraéte, doive empêcher de pratiquer l'opération. Mais comme les perfonnes de l'art font fouvent forcées de céder aux follicitations preffantes des malades, pour lefquels feuls luit encore un rayon d'efpoir, quoiqu'on les ait prévenus de l'inutilité de l'opération, il doit entrer dans mon plan de parler des accidens qui fuivent l'extraction dans cette malheureufe circonftance.

qu'on eſt quelquefois obligé de faire malgré ſoi, pour ne pas oppoſer aux malades un
refus dont l'eſpoir, qui leur reſte toujours,
les empêche de reconnoître la juſtice.

Vingt-quatriéme Obſervation.

Mon Père fut appellé, en 1760, à *Peſt* en
Hongrie, pour Madame la Comteſſe *Crachal-
kowitz*, épouſe du Préſident de la Chambre
de Hongrie. Cette Dame étoit affectée de Cataracte à l'œil droit. La pupille étoit tout-à-
fait immobile & fort dilatée, comme dans
preſque toutes les eſpèces de goutte ſereine (1); elle avoit eu des douleurs aſſez
violentes avant que la Cataracte ſe fût dé-
clarée. Le cryſtallin étoit d'un blanc jaune &
très-opaque; le globe de l'œil fort dur: la

---

(1) La pupille n'eſt pas toujours dilatée chez les malades
affectés de goutte ſereine; quelquefois elle eſt conſidérablement reſſerrée, même dans les deux yeux à la fois, &, lorſque les malades ſont dans un état de cécité parfaite, ſans
complication d'aucune autre maladie. C'eſt une obſervation
que j'ai eu occaſion de faire nombre de fois, & qui contredit
ce que quelques auteurs aſſurent, entr'autres *Porterfiel*, dans
ſon *Traité ſ. l'œil*, pag. 18?, vol. 1. Il prétend que la pupille eſt toujours dilatée dans la goutte ſereine, à moins qu'il
n'y ait complication d'une autre maladie.

cornée faifoit une faillie en pointe ; les vaiffeaux variqueux qu'on remarquoit fur la
fclérotique , ainfi que les complications dont
je viens de faire l'énumération , firent juger
que l'opération n'auroit point de fuccès. Cependant , à force de follicitations de la part
de la malade , des parens , & même du Médecin , auquel la malade avoit confié le foin
de fa fanté , mon Père fe trouva contraint de
la faire ; mais en affurant toujours qu'elle ne
réuffiroit pas. A peine la cornée fut-elle incifée , & le cryftallin extrait , que les vaiffeaux
variqueux de l'intérieur du globe s'ouvrirent
& laifsèrent échapper le fang qu'ils conte-
noient. Cette hémorrhagie dura dix heures ;
au bout de ce temps elle s'arrêta d'elle-même , fans qu'il en réfultât d'accidens fâcheux.
La malade ayant été panfée , fut promptement
mife au lit ; elle fouffrit d'affez violentes douleurs pendant fix heures confécutives ; après
lefquelles elles fe calmèrent infenfiblement.
La fuite du traitement ne préfenta rien de
remarquable. Quand cet œil fut **expofé** à
l'air , on apperçut la pupille affez noire , entièrement immobile , fort dilatée ; & la malade ne put rien diftinguer , comme mon
Père l'avoit annoncé. La cornée étoit parfaitement réunie.

Cet

Cet œil, après l'opération, se trouva moins difforme qu'auparavant, en raison de sa couleur : le globe étoit moins dur, la sclérotique n'étoit plus aussi couverte de vaisseaux variqueux ; les douleurs auxquelles la malade étoit fort sujette avant l'opération, revinrent beaucoup moins fréquemment. Ce fut donc un léger soulagement ; mais pour l'obtenir en pareil cas, le Médecin ne peut pas se permettre de conseiller l'opération, qui ne promet & ne présente pas toujours cette espèce de succès.

§. XIX. *Section de la Cornée par en haut, nécessaire dans quelque cas.*

Si la cornée se trouve affectée de cicatrice, ou de taches dans sa partie inférieure, ou même latérale externe ; si cette tunique est fort petite, & qu'on soit obligé de faire une très-grande incision, afin d'extraire le crystallin aisément & sans effort, comme cela doit être ; enfin si ce corps est sous la forme d'*hydatide*, on doit pratiquer l'opération d'une manière inverse à celle que j'ai décrite. La section de la cornée doit être faite de bas en haut, & de telle manière que l'ouverture de cette tunique se trouve dans la

I

partie supérieure & latérale interne de la
cornée plus du côté du grand angle, & à l'op-
posite de l'incision que j'ai conseillée dans les
cas ordinaires, & qui se trouve dans la partie
inférieure & latérale externe du côté du petit
angle. Pour faire cette incision, il faut tourner en haut le tranchant du *cératotome*, &
procéder ensuite, comme dans la première
méthode, en ayant soin de se défendre de
l'iris par le moyen que j'ai indiqué, & sur lequel on peut compter. (*Voyez* les *Fig.* 7 & 8.).
Cette incision ne présente pas plus de difficulté que l'autre. Par cette méthode, dans le
premier cas, on n'ajoutera point une nouvelle cicatrice à celle qui peut exister déjà,
ou aux taches qui couvrent la cornée; la cicatrice se trouvant dans la partie supérieure,
ne peut porter d'obstacle à la vision. Dans le
second cas, la cornée étant supposée petite,
comme il convient de faire toujours une
grande incision pour que le cryftallin puisse
fortir librement, & que j'ai remarqué que
dans les yeux ainsi conformés, ce corps
se trouve constamment très-volumineux, le
développement que l'iris est forcé d'éprouver pour permettre la sortie de la Cataracte,
fait que cette membrane s'engage facilement
dans la section pratiquée en-dehors & en bas,

& préfente dans ce cas d'affez grandes difficultés pour réduire le ftaphylome qui peut
furvenir. Au contraire, dans la méthôde que
je propofe ici, la paupière fupérieure cou-
vrant en entier la fection, lui laiffe tout le
temps de fe cicatrifer, & obvie à cet accident. Les obfervations fuivantes prouvent
l'utilité de cette pratique.

Vingt-cinquiéme Obfervation.

M. *Sandré* avoit à l'œil droit une Cataracte qui préfenta quelques difficultés dans
l'extraction. Le cryftallin étoit très-volumineux, & la cornée très-petite. Cette membrane avoit une opacité naturelle, qui en
occupoit-la circonférence, & qui ne laiffoit
que peu de place pour faire la fection ; ce
limbe opaque étoit plus confidérable dans
la partie inférieure & latérale externe, que
dans la fupérieure : mais comme l'opération
étoit indifpenfable, le malade s'y détermina.
Elle fut faite en 1782, & en préfence de M.
Delaplanche, Médecin de la Facu'té de Paris,
mon Confrère, & parent du malade. L'incifion de la cornée & de la capfule fut pratiquée par en haut, & en même-temps l'humeur vitrée, qui fe préfenta plufieurs fois à

l'ouverture de la cornée, fut retenue par la situation de la section. Le crystallin, quoique fort volumineux, sortit facilement, & l'opération eut tout le succès qu'on pouvoit désirer. Il ne se forma point de staphylome ; l'incision se cicatrisa facilement. La section externe auroit peut-être pu faire naître tous ces accidens, & ils auroient certainement eu lieu par l'incision horizontale.

On peut juger par-là combien les observations exactes & multipliées peuvent répandre de jour sur la pratique ; l'opération de M. *Sandré* n'auroit point réussi par la méthode ordinaire, ou du moins il y auroit eu bien lieu de le craindre.

Vingt-sixiéme Observation.

Mon Père fut appellé, en 1765, à Londres, par Milord Duc de *Bedford*, qui avoit deux Cataractes. Il lui fit l'opération en présence de M. *Gataker*, que j'ai déjà nommé. Les yeux présentoient le même cas que dans la précédente observation : les cornées très-petites avoient, dans leur partie inférieure, des taches qui étoient la suite d'inflammations. Les crystallins paroissant plus considérables qu'ils ne le sont ordinairement, obligèrent de faire de très-grandes incifions; elles furent pratiquées dans la partie fupérieure & latérale interne de la cornée, pour ne point augmenter l'opacité de ces membranes, & pour éviter le ftaphylome. Les incifions de chaque cornée furent faites fans celles des capfules, à caufe de la fenfibilité exceffive du malade qui, à l'opération de l'œil gauche, penfa d'un coup de tête, renverfer l'Aide; il courut même le plus grand rifque de fe faire bleffer, & ne dut fon falut qu'à l'Opérateur, qui fuivit fes mouvemens, & termina heureufement l'incifion par en haut. La cornée de l'autre œil fut incifée également fans la capfule, crainte d'un mouvement femblable au premier, qui en effet eut lieu; mais il fut moins violent. Après l'ouverture faite aux capfules par le moyen de l'aiguille, le cryftallin de l'un & l'autre œil fut extrait fans perte du corps vitré, qui tendoit à s'échapper en raifon de fa fluidité & des mouvemens du malade; cet accident fut évité par l'abaiffement fubit de la paupière, & fur-tout par la pofition de l'incifion. Il n'y eut point de ftaphylome, malgré la grandeur de l'incifion, & le malade guérit fans aucun accident, dans l'efpace de quinze jours, après lefquels il reparut à la Cour.

I 3

Quelquefois le cryftallin eft prefque réduit en matière purulente, & il n'en refte qu'un très-petit noyau; alors les capfules fe trouvent libres, dégagées de toute adhérence, & contiennent dans leur intérieur le noyau du cryftallin opaque, qui nage dans cette matière purulente produite par fa diffolution. Dans cet état le cryftallin reffemble affez à une *hydatide.* Cette efpèce de Cataracte eft affez aifée à reconnoître; la pupille eft entièrement bouchée, & très-fouvent immobile, le cryftallin paroît fort blanc. On remarque fur tout une petite faillie que forme l'iris, repouffée par une *hydatide*, & qui par conféquent retrécit la chambre antérieure. Lorfqu'on opère cette Cataracte; il ne faut pas fe permettre la plus légère compreffion; car il eft plutôt néceffaire de ralentir que de favorifer l'extraction du cryftallin. On doit laiffer tomber la paupière fupérieure, en finiffant l'incifion. Celle-ci doit être pratiquée comme dans le cas précédent; c'eft-à-dire, par en haut; lorfqu'on fait l'incifion de la cornée à la manière ordinaire, le cryftallin fort avec trop de promptitude, & il s'échappe auffi une trop grande quantité du corps vitré, dont la membrane eft prefque totalement détruite; alors la vue, fi elle n'eft pas

totalement perdue, se trouve au moins considérablement affoiblie.

Vingt-septiéme Observation.

Le célèbre *Euler*, que les Sciences ont
perdu en 1784, fut attaqué d'une Cataracte
à Berlin. Le crystallin étoit tombé en suppuration; le centre seul en étoit solide, & il
nageoit au milieu d'un fluide opaque contenu dans ses capsules; de sorte qu'il ressem-
bloit à une petite vessie (1). La pupille étoit

---

(1) Les organes du corps humain peuvent être considérablement défigurés par l'effet de la maladie; on risqueroit
souvent de se tromper, si l'on jugeoit de ce qu'ils doivent
être, parce qu'ils sont dans les diverses affections morbi-
fiques. Le crystallin, renfermé dans ses capsules sous la forme *d'hydatide*, est une preuve de ce que j'avance. J'ai plusieurs fois observé ce corps dans cet état. Il présentoit l'as-
pect d'une petite boule, lisse & sans rugosité, qui pût faire
soupçonner aucune attache ni aucune continuité avec une
autre partie. D'après cela on pourroit croire que les capsules
du crystallin sont des membranes particulières distinctes de la
tunique *hyaloïde*, & non point le prolongement de cette
tunique, comme l'ont dit les Anatomistes. C'est le senti-
timent de quelques auteurs, & notamment de Cusson.
Voyez ses Remarques (*); mais si l'on considère que cet
état du crystallin est le produit de la maladie, & que
d'ailleurs la membrane *hyaloïde* se trouve détruite constamment dans cette espèce de Cataracte, on concevra que

---

(*) Loc. cit. pag. 11, 15.

immobile, d'après le récit que firent les gens de l'art qui avoient obfervé fon œil. Dans cet état, il fut opéré par un Oculifte, qui laiffa échapper la plus grande partie de l'humeur vitrée avec le cryftallin ; de forte que le malade ne recouvra point la vue. Quelque tems après ce Savant, qui avoit déjà un commencement de Cataraĉte à l'autre œil, dans le voyage qu'il fit de Berlin à Pétersbourg pour fe fixer dans cette ville, perdit totale-

cette induĉtion eft hazardée, & ne peut pas démentir ce qu'une diffeĉtion exaĉte démontre dans les yeux fains. Il eft à la vérité difficile de favoir comment la membrane *hyaloïde*, qui enveloppe & qui retient en place le cryftallin dans l'état naturel, peut fe détacher entièrement du corps vitré dans la circonférence de la lentille, & refter enfuite adhérente au cryftallin, de manière à entourer uniformément ce corps, & à repréfenter une tunique particulière très-bien conformée ; mais il n'en eft pas moins prouvé que cette ftruĉture fingulière eft un effet de la maladie, qui paroît produit par la protubérance de la partie antérieure du cryftallin, dont l'aĉtion fur la membrane *hyaloïde* l'attire & la détache fans doute peu-à-peu de fon adhérence avec le corps vitré, en laiffant ce dernier dépourvu de fa tunique antérieure, & conféquemment libre & flottant. C'eft à cette déforganifation qu'eft dûe la fortie de l'humeur vitrée, qui a prefque toujours lieu dans l'opération de cette efpèce de Cataraĉte faite par en bas, & qu'on a le plus grand efpoir de prévenir, en faifant l'incifion de la cornée par en haut, comme je l'ai recommandé.

ment la vue. Mon Père, qui avoit été appellé en 1771, à Pétersbourg, pour M. le Comte *Rafoumoufsky*, *Hettman des Cofaques* (1), fut confulté par ce Savant. Ayant examiné fon état, il lui confeilla l'opération, qui fut acceptée avec empreffement. L'incifion fut pratiquée dans la partie fupérieure de la cornée. Le cryftallin qui étoit mou & fous forme *d'hydatide*, comme celui de l'autre œil', ne fortit que lentement & à la volonté de l'Opérateur, fans qu'il fût néceffaire d'incifer la capfule. Le corps vitré n'eut pas la liberté de s'échapper, & l'opération ne fut accompagnée ni fuivie d'aucun accident. La pupille acquit un peu plus de mobilité qu'elle n'en avoit auparavant (2); le malade

____

(1) M. le Comte *Rafoumoufsky* avoit à chaque œil une efpèce d'onglet, dont les auteurs n'ont pas fait une defcription exacte. Ces excroiffances étoient accompagnées de vaiffeaux variqueux très-confidérables; elles exigèrent des opérations longues & difficiles. Je rendrai un compte détaillé de cette maladie dans une autre circonftance.

(2) Quoiqu'il foit très-fréquent de voir moins de mobilité dans la pupille, après l'opération de la Cataracte, qu'il n'y en avoit auparavant, il arrive cependant quelquefois qu'on en obferve davantage. Ces cas font affez rares, & ils paroiffent être dûs à ce que l'iris étoit gênée & comprimée par le gonflement, ou l'adhérence du cryftallin; lorfque ce corps eft extrait, cette membrane reprend fon état ordinaire, ou du-moins s'en rapproche plus ou moins.

recouvra l'ufage de cet œil. Le fuccès de cette opération fe trouve configné dans le *Commentarii Medicinæ* de *Leypfick* (1).

Vingt-huitiéme Obfervation.

Je fus appellé en 1781 , par Mademoifelle *de la Verdine* , demeurant alors à Paris. Cette malade avoit déjà été opérée d'un œil par un Oculifte de cette Capitale : cette première opération n'avoit point eu de fuccés , fans doute par ce que le corps vitré avoit fuivi prefqu'en entier le cryftallin, ce dont je jugeai par l'infpection de l'œil opéré, dont la pupille étoit très-nette, noire & immobile. La malade n'en voyoit point , quoiqu'avant cette opération fa Cataracte eût été jugée par les perfonnes de l'art, de nature à devoir réuffir. Le globe de cet œil me parut être beaucoup plus petit que l'autre , en raifon de la perte confidérable du corps vitré. En examinant l'autre œil, je foupçonnai, d'après la légère convexité de l'iris , & par la

---

(1) Vol. 17 , part. 3 , artic. *nova Phyfico Medica* , pag. 540 , Petropoli die 28 Septemb. Clar. Leonardo Eulero , « Vifus amiffus felici operatione Cataractæ , à celeb. lib. » Bar. à WENZEL , reftitutus eft ».

forme & la couleur de la Cataracte dont il étoit affecté, que le cryftallin étoit fondu, & fous forme *d'hydatide.* Il avoit l'apparence véficulaire, que j'ai déjà décrite plufieurs fois; alors je me déterminai à faire l'incifion par en haut. Le cryftallin fortit immédiatement (quoiqu'à ma volonté), & renfermé dans fes deux capfules; l'humeur vitrée qui fe préfentoit à l'incifion, fut retenue par l'abaiffement de la paupière fupérieure. Je recommandai à la malade de fe coucher la tête baffe, & de ne faire aucun mouvement que ceux dont elle ne pourroit fe difpenfer. Elle refta trois jours dans la plus grande tranquillité & dans la même fituation; j'attendis ce temps pour lever l'appareil: la cicatrice fe fit très-bien; il n'arriva aucun accident, & la malade fit ufage de cet œil au bout de quinze jours. La pupille redevint beaucoup plus mobile; l'iris paroiffoit dans fon état naturel, & avoit un mouvement d'ofcillation dans l'humeur aqueufe, qui d'ailleurs jouiffoit d'une grande limpidité (1).

____

(1) Ce phénomène du mouvement ofcillatoire de l'iris, auquel les Oculiftes ne femblent point avoir fait affez d'attention, arrive affez fouvent après l'opération de la Cataracte, foit par l'extraction, foit par l'abaiffement. Il eft très-difficile à décrire, quoiqu'il foit affez aifé à appercevoir &

§. XX. *Sur l'opacité de la capsule antérieure, les restes du crystallin, & l'effusion du corps vitré.*

Vingt-neuviéme Observation.

LA nommée Françoise, femme d'un Cordonnier, ayant perdu l'usage de l'œil gauche, depuis plusieurs années, vint me consulter au mois de Juin 1785. C'étoit une Cataracte fort blanche, & qui annonçoit par cette couleur, ainsi que par son étendue, que le crystallin étoit mou, ce que la suite vérifia. Les mouvemens de la pupille paroissoient d'ailleurs un peu plus gênés que ceux de l'autre œil, qui n'étoit pas malade. Cette femme avoit les yeux assez petits & enfoncés, & sur-tout une frayeur extrême de l'opération; s'étant néanmoins confiée à mes soins, je la fis en incisant simplement la cornée sans tou-

---

à reconnoître. C'est une sorte d'ondulation qui semble être produite par l'humeur aqueuse, quoique cette humeur n'éprouve point un véritable déplacement. La cause de ce mouvement singulier, & qui est indépendant de celui de contraction & de dilatation de cette membrane, pourroit être due en grande partie à l'absence du crystallin, & à ce que l'iris est alors beaucoup moins soutenue.

(1) *Percival Pott*, Remarques sur la Cataracte, pag. 495.

cher à la capfule , que j'ouvris enfuite au
moyen de l'aiguille. Je procédai à l'extraction
du cryftallin , qui étoit en effet fort mou ,
mais qui, contre l'ordinaire dans ce cas, étoit
adhérent à l'iris ; de forte qu'il ne fortit qu'a-
vec quelques difficultés , lors même que les
adhérences eurent été détruites. Pendant cette
extraction , une partie du corps vitré fe préfenta à travers la pupille , & il s'en échappa
même une petite portion ; mais ayant fait
promptement abaiffer la paupière fupérieure ,
j'évitai une effufion plus grande de cette
humeur. Je fus obligé cependant d'entr'ouvrir légérement les paupières quelques inftans
après, afin de m'affurer qu'il ne reftoit aucune
portion du cryftallin. Cette précaution ne fut
pas inutile , puifque j'enlevai une matière
opaque , qui obftruoit entiérement la pupille ,
comme avoit fait le cryftallin avant fon extraction. On juge bien que pendant cette manœuvre , il y eut encore un écoulement du corps
vitré , que je ne fus pas maître d'empêcher. La
pupille paroiffant fort nette & fort noire ,
j'appliquai fur l'œil une compreffe retenue
par un bandeau. Je recommandai à la malade
beaucoup de tranquillité ; je lui prefcrivis le
régime convenable, & enhardi par le fuccès

de plusieurs opérations, où la perte du corps
vitré avoit été encore plus considérable, je lui
fis espérer qu'elle verroit de cet œil. Je n'ôtai
le bandeau & la compresse que quatre jours
après, à cause que l'écoulement de l'humeur
vitrée étoit à craindre. Je ne voulus point
toucher à cet œil pendant tout ce temps. La
malade n'avoit souffert aucunes douleurs; l'effusion d'une partie du corps vitré les éloigne
le plus ordinairement; mais lorsque je découvris l'œil, elle ne put qu'avec peine appercevoir les objets. J'examinai attentivement la
pupille, & je découvris un corps opaque, qui
l'occupoit presque en entier; c'étoit encore
une portion du cryſtallin, semblable à celle
dont j'avois déjà fait l'extraction après la sortie
de cette lentille, & qui s'étoit détachée des
bords de la capsule, où elle s'étoit d'abord
cantonnée, & n'avoit pas paru dans l'opération. Comme la cornée étoit réunie, & que
d'ailleurs l'œil étoit encore trop sensible, je
laissai cet organe dans cet état, résolu d'attendre qu'il fût dans le cas d'éprouver une
seconde opération, qui devenoit indispensa-
ble. Quelques mois après cette femme se présenta de nouveau : la cornée étoit parfaitement réunie; mais la pupille étoit toujours

obftruée, & les rayons lumineux ne parvenoient que par un très-petit efpace, qui étoit libre. La malade voyoit un peu, mais point fuffifamment pour fe conduire ; & comme elle étoit déterminée à tout tenter pour recouvrer l'ufage de cet œil auffi parfaitement qu'elle avoit lieu de l'efpérer, elle ne fit point de difficulté de fe foumettre à une feconde opération. J'étois affuré que dans l'extraction de cette matière, l'humeur vitrée s'écouleroit encore, fi je pratiquois l'incifion de la cornée dans la partie inférieure de cette tunique ; je réfolus donc de l'incifer dans fa partie fupérieure, perfuadé que de cette manière elle n'auroit point lieu. J'éprouvai dans cette fection quelques difficultés de la part de l'iris, qui enveloppa la lame de mon inftrument ; mais l'en ayant débarraffé au moyen de légers frottemens fur la partie antérieure de la cornée, correfpondante à celle de l'iris, qui l'avoit embraffé, je la terminai heureufement. Alors je voulus enlever les reftes opaques du cryftallin ; mais en portant la curette, je fentis de la réfiftance, & je reconnus que cela provenoit de la capfule antérieure, qui étant devenue en partie opaque & adhérente à la pupille, retenoit cette ma-

tière. Quoique cette membrane eût été incisée par l'aiguille, elle étoit cependant réunie,
& elle étoit devenue très-coriace & semblable à une coquille d'œuf. J'enlevai cette membrane presqu'entière, au moyen d'une petite
pince propre à cet usage, & j'otai pour lors
exactement cette matière opaque. Comme
l'humeur vitrée ne pouvoit s'écouler pendant
cette manœuvre, à cause de la situation de
l'incision de la cornée, je pus mettre en usage
sur la partie antérieure de cette membrane,
les frottemens légers que j'employe toujours
dans l'opération de la Cataracte. Je me servis
du dos de la curette, même du pouce, au
moyen duquel je fis des frictions en rond sur
la cornée, & bien assuré pour cette fois qu'il
ne restoit plus rien, parce que les frottemens
auroient fait paroître cette matière, s'il en
fût encore resté, je couvris l'œil.

Quoique l'opération eût été longue & la-
borieuse, cependant la malade souffrit très-
peu, le traitement se termina sans inflammation & sans staphylome, & l'incision de la
cornée fut consolidée en peu de jours. Je
n'employai aucun reméde qui mérite la peine
d'être rapporté. La pupille resta nette, noire,
mais beaucoup plus large & légérement déformée,

formée, sans doute à cause des tiraillemens qu'elle éprouva dans l'extraction de la capsule, qui lui adhéroit. Au reste la vue est aussi bonne qu'elle peut l'être après l'opération de la Cataracte la plus heureuse, & dans laquelle il n'y a pas eu de perte de l'humeur vitrée.

§. XXI. *Cataracte ayant son siége dans l'humeur de Morgagny.*

L'humeur de Morgagny, qu'un auteur célébre (1) paroît ne point admettre, & qu'il croit être le produit d'une dissolution du crystallin, lorsqu'il s'en trouve dans les capsules, paroît cependant avoir une existence distincte, puisqu'elle peut éprouver différentes altérations, sans qu'on en ait observé aucune dans le crystallin. Les observations suivantes, & plusieurs autres que je pourrois rapporter, m'en ont absolument convaincu.

Trentiéme Observation.

Un jeune homme vint en 1765 consulter mon Père à Londres. Son œil droit, qui étoit affecté d'une Cataracte, dont la couleur étoit extrêmement blanche, présenta dans l'opération une circonstance assez singulière. Dès que la cornée & la crystallo-antérieure furent

______

(1) *Percival-Pott*, Remarques sur la Cataracte, pag. 499, *in-*8°. traduit de l'Anglois.

K

ouvertes, & avant que la section fût tout-à-fait achevée, il sortit par la pupille une matière laiteuse qui, se mêlant à l'humeur aqueuse & s'écoulant avec elle par l'incision de la cornée, laissa voir la pupille aussi nette que celle d'un œil dont on a extrait exactement le crystallin. On crut d'abord que c'étoit la matière même du crystallin tombé en suppuration; le malade paroissoit jouir de la vue : on lui présenta plusieurs objets assez petits, qu'il apperçut & distingua parfaitement bien. On lui fit essayer un verre à Cataracte, comme on a assez souvent coutume de faire ; mais il vit trouble à la distance ordinaire, comme cela a lieu pour les yeux sains; ce fait parut fort étonnant : au reste il se coucha après que son œil eut été couvert. Le lendemain, en levant l'appareil, on apperçut un écartement produit par un corps étranger, & qu'on reconnut facilement pour le crystallin lui-même, qui ne paroissoit point avoir rien perdu de sa transparence. La maladie ne pouvoit donc avoir eu son siège que dans l'humeur de *Morgagny*, puisque le crystallin étoit dans son état naturel & pour la transparence, & pour le volume. Le malade, après sa guérison, d'après les essais qui furent faits, ne vit plus que comme les autres personnes qui ont subi l'opération, & il eut besoin de verres à Cataractes.

Trente-uniéme Observation.

Dans le voyage que nous fimes à Vienne, en 1774, mon Père & moi, j'eus occasion d'observer dans quelques opérations que je fis, & encore plus parmi le grand nombre de celles que fit mon Père, plusieurs cas semblables aux précédens. Je remarquai sur-tout un jeune enfant qui avoit une Cataracte à l'œil gauche. Le cryftallin étoit d'un blanc très-vif, & cachoit toute la pupille. A peine la cornée & la cryftallo-antérieure furent-elles ouvertes, qu'il sortit une matière laiteuse avec l'humeur aqueuse. La pupille parut fort noire & fort nette, & le malade distingua parfaitement les objets ; ce qui nous fit croire qu'il y avoit eu une dissolution complette du cryftallin. Le lendemain, en levant l'appareil, je trouvai le cryftallin engagé dans l'incision de la cornée, qu'il avoit entretenu ouverte ; ce corps suivit la compresse, & je l'y trouvai quand je l'eus ôtée. Il étoit transparent, sans aucune couleur (1), & assez petit, probable-

––––––––––––––––––––––––––––––––––––––

(1) Dans les enfans le cryftallin eſt fort diaphane ; avec l'âge il prend une légère couleur jaunâtre. Ce corps, renfer-

K 2

ment parce que la portion la plus molle de ce corps s'étoit attachée au linge, & avoit diminué fon volume. La fuite de cette opération ne préfenta rien de remarquable, & l'enfant fut parfaitement guéri.

Depuis cette époque, j'ai eu occafion d'opérer deux payfans, l'un de Compiegne, & l'autre de Dammartin, qui me préfentèrent les mêmes phénomenes; mais par une légère compreffion, le cryftallin fe préfenta, & j'en fis tout de fuite l'extraction. Si pareil cas arrivoit, il ne faudroit pas héfiter d'extraire le cryftallin; fans cette précaution, ce corps perdroit certainement fa tranfparence, ou il pourroit fe loger dans la chambre antérieure, & exigeroit une feconde opération.

---

mé dans une capfule que lui fournit la membrane *hyaloïde*, & baignant dans une liqueur contenue dans cette capfule, ne paroît point avoir de communication avec les autres parties de l'œil, quoique quelques auteurs aient prétendu avoir découvert des vaiffeaux venant de l'artère centrale de la rétine, & qui s'inféroient dans ce corps. D'après cela on a de la peine à entendre comment cette lentille peut conferver fa tranfparence quand le fluide dans lequel elle baigne eft vicié. Au refte il eft une multitude de faits femblables en Médecine, dont on ne peut rendre raifon, & qui cependant n'en exiftent pas moins.

§. XXII. *Décollement de l'iris pendant l'opération.*

Parmi les accidens qui peuvent arriver à l'iris pendant l'opération de la Cataracte, je ferai mention du décollement de cette membrane, dans une partie de sa circonférence ; nous avons eu occasion de l'observer, & quoique cette circonstance ne soit pas fort fréquente, elle peut se présenter dans l'opération ; il est par cette raison très-important d'en être prévenu.

Trente-deuxiéme Observation.

Mon Père fut appellé à *Harlem* en 1776, pour voir & opérer Madame *Patin*, épouse du Bourguemestre de cette ville, qui avoit une Cataracte à chaque œil. L'une & l'autre ne présentoient aucun des signes qui annoncent des accidens, ou même des difficultés dans l'opération. Cependant à peine la cornée & la capsule eurent-elles été incisées, que l'iris se détacha dans sa partie inférieure & latérale externe, environ dans le quart de sa circonférence ; ce fut sans doute l'impulsion des humeurs de l'œil, qui se portoient en avant, qui déterminèrent cet accident, attendu que cette Dame avoit les yeux fort saillans &

K 3

fort irritables. Le cryftallin, par la réfiftance que lui oppofa la pupille dans fon développement, trouva plus de facilité à fe porter vers cette ouverture, par laquelle il fortit très-facilement. Cette extraction ne put fe faire fans qu'il s'échappât une portion de l'humeur vitrée affez abondante, malgré le foin qu'on eut de fermer très-promptement la paupière fupérieure. Ce qu'il y a de plus fingulier, c'eft que l'autre œil préfenta abfolument le même phénomène ; l'iris fe détacha dans fa partie inférieure, & le cryftallin fortit par ce décollement. Cet accident ne nuifit en aucune manière au fuccès de l'opération. La malade n'éprouva aucune inflammation ni aucune douleur ; la perte d'une partie du corps vitré, comme je l'ai déjà dit, n'étant que très-rarement fuivie de ces accidens. Nous prévinmes une nouvelle effufion de l'humeur vitrée en faifant coucher la malade fur le dos & la tête fort baffe ; l'appareil fut laiffé quelques jours fans être levé.

Quand nous ouvrimes les yeux de la malade, cette Dame diftingua très-bien tous les objets. Nous fumes fort furpris, en examinant fes deux yeux, de voir que les pupilles étoient exactement fermées, & que la malade ne voyoit que par l'ouverture produite par le décollement de l'iris. Cette nouvelle pupille, qui subsista dans cet état, étoit absolument semblable à celle des chats pour la forme ; mais elle étoit presque horizontale, & dans la partie inférieure de la cornée. Ce phénomène nous parut fort extraordinaire, parce que cette Dame n'avoit éprouvé aucune douleur, & parce que la pupille ne se ferme ordinairement qu'à la suite de souffrances assez vives. Au reste, cette espèce de pupille artificielle servit à cette Dame aussi-bien qu'une pupille ordinaire, puisqu'au bout de trois mois elle put lire les caractères les plus fins avec le secours des verres à Cataractes.

Si pareil accident arrivoit, il ne faudroit donc pas désespérer de guérir le malade ; alors on n'insistera point à extraire le cryftallin par la pupille, parce qu'il trouve plus de facilité à sortir par ce décollement, & que d'ailleurs les compressions qu'on employeroit, outre qu'elles feroient inutiles en raison de cette plus grande facilité, feroient échapper une grande partie du corps vitré par cette même ouverture.

Trente-troisiéme Observation.

Dans le voyage que je fis à *Groningue* avec mon Père, en 1776, j'observai un cas presque femblable au précédent, & dont les fuites furent encore plus heureufes, relativement à la pupille artificielle, qui n'eut pas lieu dans le malade dont je vais rapporter l'obfervation.

Il vint un pauvre homme confulter mon Père pour deux Cataractes, qui le privoient de la vue depuis plus de deux ans. Nous examinames attentivement fes yeux, qui nous préfentèrent toutes les apparences de deux Cataractes dont l'extraction devoit être facile & fuivie du plus grand fuccès. Il avoit les yeux fort faillans & fort irritables, les pupilles tres-fenfibles & jouiffant d'un libre mouvement de contraction & de dilatation, diftinguant parfaitement la main que l'on agitoit devant fes yeux ; en un mot il préfentoit à un dégré éminent toutes les conditions que l'on défire pour le fuccès de cette opération. Les cornées des deux yeux ayant été incifées fans les capfules (à caufe de la grande agitation du malade), celles-ci furent ouvertes au moyen de l'aiguille d'or. Le cryftallin de l'œil gauche fortit fans difficulté, quoique ce fût le plus anciennement affecté. Mon Père ayant employé fur l'œil droit les légères compreffions qu'on a coutume de mettre en ufage, l'iris fe detacha dans fa partie inférieure. Le cryftallin, au lieu de fe préfenter à la pupille , s'étant échappé de fon chaton , fe porta vers cette ouverture. Alors mon Père facilita fon extraction au moyen de la curette ; comme il étoit fort volumineux , l'ouverture accidentelle de l'iris s'en trouva fort augmentée. Il y eut une effufion du corps vitré , quoique peu confidérable ; le cryftallin étoit ferme & fans accompagnemens , qui d'ailleurs , s'il en eût exifté , fe feroient écoulés avec l'humeur vitrée. Le malade ayant été panfé , nous lui recommandames , pour éviter une nouvelle effufion de l'humeur vitrée , les précautions qui font d'ufage dans ce cas , telles que d'avoir la tête baffe , & de refter fur le dos , & le plus tranquillement qu'il eft poffible. J'eus foin également de ne lever l'appareil qu'au bout d'un nombre de jours fuffifant pour la parfaite réunion de la plaie. Le malade éprouva des douleurs très-fupportables ; celles de l'œil gauche furent les plus fortes. Au bout de dix jours feulement j'ouvris les yeux (dans les cas fimples j'employe bien moins de temps) : le malade diftingua parfaitement tous les objets. En examinant fes yeux , je vis la pupille de l'œil gauche fort ronde , & la cicatrice parfaitement confolidée. La pupille de l'œil droit n'étoit pas fi ronde , mais un peu oblongue.

Elle avoit cette forme, parce que la partie de l'iris qui s'étoit détachée, s'étoit trouvée comprise dans la cicatrice. La pupille, par ce moyen, se trouvoit un peu tirée par en bas; la cicatrice étoit un peu épaisse; mais comme elle étoit fort basse, & très-près de la sclérotique, elle ne gênoit en rien la perception des objets. La vue n'étoit aucunement dérangée par la forme de cette pupille, & le malade, au bout de quelques mois, put lire les caractères les plus fins, à l'aide des verres à Cataractes.

Comme l'iris fut pincée dans la cicatrice, & agglutinée avec elle, l'ouverture produite par le décollement disparut; ce qui fut avantageux au malade, en lui évitant cette légère difformité; d'ailleurs, les deux pupilles (la naturelle & l'artificielle) ayant subsisté, auroient peut-être pu gêner la vue. Il y a apparence que sans ce décollement, il seroit survenu un staphylome, puisque malgré l'éloignement qu'il y avoit, de la partie de l'iris qui s'étoit détachée, au bas de l'incision, cependant cette tunique s'engagea dans la plaie de la cornée pendant que les yeux restèrent fermés.

Ces observations assez rares, puisque j'en ai trouvé très-peu d'exemples dans les au-

teurs affez nombreux qui font venus à ma con-
nonnoiffance , femblent favorifer l'opinion
des Anatomiftes , qui croyent que l'iris eft une
membrane particulière , & ne do't point être
regardée comme la continuation de la *choroïde*. *Riolan* eft peut-être un des premiers
qui ait douté de cette continuation , adoptée
avant lui par beaucoup d'autres (1). *Duverney*
a cru l'iris diftincte de la *choroïde* (2) ; c'eft
auffi l'opinion de *Zinn* (3). *Winslow* (4) ,
Senac (5) , *Lecat* (6) , *Porterfield* (7) , *Haller* (8) , ont cependant penfé qu'elle étoit continue. *Guérin* a prévu le décollement de l'i-
ris , par la difficulté que le cryftallin peut
éprouver dans fon extraction ; mais il n'en a
donné aucun exemple (9). *Janin* a fait auffi
mention de cet accident (10). Quelquefois

---

(1) Antropolog lib. 14, cap. 4.

(2) Lieutaud par M. Portal , 1777 , vol. 2 , pag. 51.

(3) Defcript. anatom. ocul. *in*-4°. Gottingue , 1755 ,
page 101 , Hoin, Mercure de France , Août 1769, pag. 154.

(4) Expof. anatom. *in*-4°. Paris , 1732 , pag. 661.

(5) Anatom. d'Heifter , *in*-8°. Paris , 1735 , pag. 692.

(6) Traité des fens , Paris , 1742 , *in*-8°. tom. 1 , p. 374.

(7) Treatife on the eye, vol. 1 , *in*-8°. Edinburgh , 1759 ,
page 152.

(8) Phyfiol. tome 5 , *in*-4°, Laufane , 1769 , page 369.

(9) Malad. des yeux , *in*-12 , Lyon , 1769 , page 219.

(10) Malad. des yeux , page 417 , *in*-8°.

cette membrane se détache par en haut, quelquefois aussi le décollement a lieu dans l'angle interne ; & dans tous ces cas le cryftallin sort toujours par l'ouverture artificielle.

§. XXIII. *Réunion de l'iris après sa division par l'instrument tranchant , pendant la section de la cornée.*

PLUSIEURS Observations prouvent que l'iris , après avoir été incisée , se réunit quelquefois ; & la coalition des bords de la pupille, qui peut avoir lieu après des coups portés sur l'œil, après des hypopions , des inflammations violentes, quelquefois même à la suite de l'opération de la Cataracte , semble encore étayer cette assertion. C'est cette possibilité de la réunion des bords incisés de l'iris, qui m'a engagé à recommander d'emporter une portion de cette membrane dans l'opération de la pupille artificielle , comme j'ai eu soin de le dire à l'article de mon Ouvrage , où cette opération se trouve décrite. On évite , par cette précaution , la réunion de la pupille que l'on a formée dans l'iris ; ce qui a souvent lieu dans l'opération pratiquée selon la méthode de *Chefelden.* L'Obfervation suivante prouve évidemment que l'iris , après avoir été coupée , peut cependant se réunir de nouveau, lorsque cette membrane a été simplement divisée selon la direction des fibres droites.

Trente-quatriéme Observation.

Madame *Samson*, avoit perdu l'usage de l'œil gauche depuis deux ans, sans aucunes douleurs ni inflammations. Cette Dame vint me consulter en 1785, & examinant son œil, je vis clairement, à la couleur de la pupille, que c'étoit une Cataracte dont le cryftallin étoit mou & sous forme laiteuse; car il occupoit toute l'étendue de la pupille, comme c'eft l'ordinaire dans ce cas. Je proposai à cette Dame de lui faire l'opération, ce qui fut accepté. L'extrême agitation où me parut cette malade me détermina à inciser la cornée simplement, sans ouvrir du même temps la capsule, & la suite justifia la précaution que j'avois prise. Lorsque la pointe de l'inftrument que je dirigeois selon le plan de l'iris, vers la partie inférieure & latérale interne de la cornée, eut dépaffé la pupille, cette Dame, dont l'agitation devint extrême, tourna subitement son œil vers la pointe de mon *cératotome*; je ne pus éviter ce mouvement violent, que je ne prévoyois pas, malgré toute l'attention & la promptitude que j'employai, & l'iris fut divisée par la pointe de l'inftrument dans fa partie inférieure. Après l'avoir dégagée, j'eus la plus grande peine à achever la fection de la cornée, parce que, malgré toutes les repréfentations que je faifois, ainfi que tous les affiftans, afin de calmer cette Dame, elle ne put s'empêcher de faire encore un mouvement fi fort en arriere, qu'elle penfa renverfer la perfonne qui tenoit la paupière fupérieure affujettie. Je n'eus pas moins de peine enfuite à divifer la capfule antérieure, au moyen de l'aiguille, & je n'y parvins qu'après des tentatives réitérées. Enfin, ayant exactement extrait le cryftallin, ainfi que les fragmens opaques qu'il laiffe quelquefois après lui, j'examinai dans quel état fe trouvoit l'œil. La pupille étoit fort petite, elle confervoit fa rondeur, elle étoit noire & fort nette L'endroit de l'iris que l'inftrument avoit intéreffé, étoit fitué à environ une ligne du bord inférieur de la pupille, & préfentoit l'afpect d'un ovale allongé, d'à-peu-près une ligne & demie de longueur, & d'une demie-ligne de largeur. Cet écartement des fibres de l'iris étoit prefque felon la ligne perpendiculaire du corps. La vue ne fouffrit pas de cet accident;

dent ; car la malade diftingua parfaitement tous les objets ; je ne défefpérai point de fa guérifon , ayant plufieurs fois obfervé , dans d'autres circonftances, la réunion des bords de l'iris divifée. Je prefcrivis les précautions or-dinairement employées après cette opéra-tion. Ces moyens réuffirent ; les douleurs furent modérées, & il ne furvint aucun acci-dent. J'ouvris l'œil quelques jours après , & j'apperçus la pupille en bon état : la partie de l'iris , qui avoit été ouverte , s'étoit confidé-rablement rapprochée , & l'efpace étoit infi-niment moindre ; quelques jours après il étoit diminué au point qu'il n'étoit prefque pas vi-fible ; enfin quinze jours étoient à peine écou-lés, qu'il me fut impoffible de diftinguer l'en-droit où cette incifion avoit eu lieu.

En général les douleurs furent peu confi-dérables ; il n'y eut ni inflammations ni fta-phylome , & la malade fait ufage de cet œil pour lire avec le fecours des verres propres aux perfonnes opérées de la Cataracte. Elle jouit maintenant d'une très-bonne vue , malgré fon grand âge de plus de quatre-vingts ans, & mal-gré l'accident dont j'ai fait mention. L'opé-ration fut plus longue qu'elle ne l'eft ordinai-rement, à caufe du peu d'ouverture des pau-pières , de l'enfoncement du globe dans la cavité orbitaire , & des adhérences qu'il fallut détruire.

§. XXIV. *Traitement des malades après l'opération.*

On ne doit point se flatter sans doute de prévenir les douleurs & l'inflammation qui suivent quelquefois cette opération , quelle que soit la manière dont on la pratique , & quelques préparations qu'on ait employées , qui dans le fait n'ont jamais empêché ces accidens d'arriver ; cependant je puis assurer que les inflammations & douleurs arrivent bien plus rarement par notre méthode , que dans toute autre. En effet , une opération qui ne dure qu'une demi-minute dans les cas ordinaires , qui se fait très-souvent d'un seul trait avec un seul instrument , ou tout au plus deux dans d'autres occasions , doit entraîner après elle beaucoup moins d'inconvéniens que celle pour laquelle on employe plus de temps & de moyens. Cette complication d'instrumens ne peut qu'être nuisible ; ceux qui les proposent oublient les préceptes donnés par les plus grands maîtres de l'art , qui ont toujours recommandé de rendre les opérations les plus simples qu'il soit possible.

Lorsque l'opération est achevée , il faut bien se garder de mouiller les yeux avec quelque
liqueur

liqueur que ce soit, pas même avec un mé-
lange d'esprit-de-vin & d'eau, comme on a
coutume de le faire (1). Il faut les couvrir
simplement avec une compresse seche, assu-
jettie par un bandage. On peut aussi se servir
d'un plumasseau de charpie. On levera tous
les jours l'appareil pour essuyer les larmes &
la matière qui s'amasse assez souvent dans le
grand angle & au bord des paupières, à moins
que quelques circonstances ne forcent de laisser l'appareil pendant plusieurs jours, comme
je l'ai déjà dit.

Il convient que le malade se couche sur le
dos, s'il a été opéré des deux yeux; s'il n'y a
qu'un œil qui l'ait été, il pourra se coucher
sur le côté opposé; cette pratique prévient
souvent la déformation de la pupille, l'écoulement trop long de l'humeur aqueuse, celui
du corps vitré, ainsi que les douleurs, les inflammations, & le gonflement des paupières,
accidens qui suivent ordinairement les compressions du globe.

Le premier & le second jour le malade ne
prendra que du bouillon, & fera usage d'une

---

(1) J'ai employé quelquefois ce moyen, ainsi que quelques autres, dont je ne fais pas mention les croyant tous
plus nuisibles qu'utiles, d'après un grand nombre d'observations.

L

boiſſon délayante, adouciſſante & rafraichiſ-
ſante, comme l'eau d'orge, l'eau de veau,
l'eau de poulet, le petit lait, le lait d'amande, l'orgeat, ou de quelques liqueurs aci-
dules, telles que la limonade légère, l'oran-
geade. Si le troiſième jour ſe paſſe ſans douleurs, on peut lui permettre l'uſage de quelques mets légers, du potage, des légumes
accommodés au gras. S'il ſurvenoit de l'inflammation ou de la douleur, il faut ſans héſiter faire promptement une ſaignée du pied,
la réitérer ſuivant le beſoin, mettre le malade à une diéte ſévère, & continuer l'uſage
des antiphlogiſtiques.

Si ces accidens n'ont pas lieu, il eſt inutile
d'employer aucun des moyens que je viens
d'énoncer. La plupart des malades qui ſe con-
fient à nos ſoins, guériſſent parfaitement ſans
avoir employé aucuns moyens préparatoires,
comme auſſi ſans être dans la néceſſité de
faire uſage d'aucuns remèdes après l'opération,
parce que les accidens fâcheux qui les exige-
roient ſont aſſez rares par notre méthode.

Il ne faut pas non plus négliger de tirer
légérement avec le doigt la paupière inférieure, qui aſſez ſouvent ſe retourne en dedans, s'engage dans les lèvres de la plaie, la
tient ouverte, & eſt quelquefois la cauſe des

douleurs que le malade éprouve. Cet accident est toujours moindre & moins fréquent par notre méthode que par l'incifion horizontale. Au refte, dans tous les cas, c'eft une précaution très-utile, & qui prévient fouvent les ftaphylomes.

Le larmoyement qui arrive plutôt ou plus tard, lorfqu'on ôte l'appareil & qu'on laiffe l'œil expofé à la lumière, ne doit point alarmer. Il dure quelquefois dix ou douze jours; mais il va toujours en diminuant. Je n'ai trouvé aucun reméde pour arrêter ce flux de larmes, ni même pour en diminuer l'abondance. C'eft un accident qui furvient affez conftamment, mais qui au refte n'eft nullement dangereux, & ceffe peu-à-peu de lui-même, à mefure que l'œil s'accoutume à l'impreffion de la lumière & de l'air, qui paroiffent en être la caufe.

Le gonflement œdémateux des paupières, qui très-fouvent a lieu, & dont la durée eft à peu-près la même que celle du larmoyement dont je viens de faire mention, ne doit point inquiéter davantage; il fe diffipe également fans remède par la feule action de l'air fur ces parties. Les médicamens toniques & autres, que l'on feroit tenté d'employer en topiques dans ces cas, font pour le moins inu-

tiles, & retardent souvent la guérison. C'est
à la nature seule qu'il faut confier la cure de
ces accidens; & le plus sûr moyen d'en abré-
ger la durée & de les dissiper, c'est de laisser
l'œil libre & découvert, dès qu'on s'apperçoit de ce gonflement, qui ne permettra pas
d'ailleurs aux paupières de s'ouvrir aisément,
& de laisser passer la lumière, quoique je sois
persuadé qu'il n'y en auroit rien à craindre.

Le gonflement de la paupière est quelquefois si considérable, qu'il peut faire craindre
que l'opération n'ait pas réussi; mais on doit
être rassuré si le malade ne souffre point, & s'il
apperçoit la lumière à travers les paupières;
car s'il ne peut pas les ouvrir, il est impossible
qu'il puisse appercevoir les objets, & on ne
doit point être inquiet si le malade s'en plaint;
ce sont ces réflexions qui m'ont rassuré sur le
succès de l'opération suivante.

Le Sr *Merry*, Suisse d'une des portes des Tui-
leries, dont l'opération avoit été des plus heu-
reuses, fut plus de trois semaines sans pouvoir
entr'ouvrir les paupières; elles étoient tellement gonflées, & l'œil si fort abreuvé & si
rempli par les larmes & la matière qui étoient
très-abondantes, que lorsque les paupières
s'entr'ouvroient l'espace d'une seconde ou
deux, le malade ne distinguoit & n'entre-

voyoit même aucun objet. Comme il voyoit le jour à travers les paupières , & qu'il n'avoit souffert, ni éprouvé aucun autre accident pendant le traitement , si ce n'est une toux assez fréquente , je ne perdis point l'espoir. En effet, au moment où l'on s'y attendoit le moins, le gonflement diminua peu-à-peu , sans aucuns remèdes ; les paupières purent s'ouvrir , & alors le malade distingua assez passablement les objets. Sa vue augmenta sensiblement à mesure que les sérosités furent moins abondantes & que le gonflement se dissipa.

Il en est absolument de même d'une légère dépravation de la vue , que j'ai remarqué avoir lieu quelquefois après l'opération. Les malades voyent les objets doubles , ou sous une forme un peu différente de celle qu'ils ont : les corps ronds leur paroissent alongés , & comme ellyptiques. Cette altération de la vue diminue peu-à-peu , & il n'en reste ordinairement rien au bout d'un mois ou six semaines au plus après l'opération.

L'accident le plus dangereux qui suive l'opération de la Cataracte , est l'inflammation du globe de l'œil , dans laquelle la conjonctive est tuméfiée considérablement , & abreuvée d'une grande quantité de matière âcre. Assez

souvent la cornée est terne & affectée d'hypopion. La matière purulente se rencontre
même dans les deux chambres de l'œil : la
douleur est violente & continuelle. Si les remédes généraux & particuliers que nous avons
indiqués dans le cas d'inflammation, ne pro-
curent pas la résolution, comme cela n'arrive
que trop souvent, le malade est sans espoir,
& n'obtient la cessation de ses douleurs que
par la suppuration & la fonte de l'œil. Ce cas,
dont nous ne pouvons rejetter la cause que
sur le vice des humeurs du malade, quelquefois cependant aussi sur la mauvaise constitution du fond de l'œil, s'est offert très-rarement dans notre pratique.

Il survient encore quelquefois, dès les premiers jours qui suivent l'opération, un dépôt
de matière purulente, ou une espéce d'hypopion même, sans qu'il y ait de signes qui l'annoncent extérieurement, & sans douleurs remarquables. Cet abscès de l'œil offre deux
maladies, auxquelles les anciens Médecins ont
donné des noms différens : *l'hypopium*, ou
collection de pus dans la chambre antérieure,
& *l'empyesis*, ou amas de matière dans la chambre postérieure. On peut s'assurer de cet accident en entr'ouvrant légèrement les paupières dès le second ou le troisième jour, sur-

tout si l'on a quelques soupçons : la cornée paroît terne ; l'iris présente une légère couleur verdâtre ; l'humeur aqueuse est trouble. Alors il faut promptement appliquer un large emplâtre vésicatoire derrière le col ou derrière les oreilles. On doit aussi avoir recours aux saignées, aux évacuans, & à tous les remèdes généraux qui sont indiqués pour obtenir la résorbtion de cette matière, & d'ailleurs laisser l'œil libre, sans bandage & sans compresse. Tous les topiques, quels qu'ils soient, ne sont d'aucun secours, souvent même ils augmentent les accidens.

Je ne parlerai point de ce moyen ridicule, dont se servoit un Oculiste nommé *Justus*, qui existoit du temps de Galien, & qui secouoit la tête du malade jusqu'à ce que cet abscès fût rompu, & que le pus eût la facilité de s'écouler (1).

Il n'est pas besoin, je crois, de beaucoup de réflexions pour juger du ridicule de l'instrument en forme de tube proposé par *Platner*, pour sucer le pus ainsi renfermé dans les chambres de l'œil (2).

Je ne m'arrêterai pas davantage à cette

____

(1) Scultet append. varior. instr. pag. 57.
(2) *Platner Prax.* cap. 7, de visûs læsione.

L 4

méthode, dont parle *Woolhouse*, & dont il assure avoir obtenu du succès. Elle differe peu de celle de *Justus* pour le ridicule. *Voyez* une Dissertation de *David Mauchart*, recueillie par le Docteur *Reuss*, & publiée à *Tubinge* (1).

On ne doit point non plus employer dans ce cas l'opération recommandée par Galien (2), & qui consiste à ouvrir la cornée. La matière ne s'écoule que difficilement par cette seconde incision; j'ai remarqué même que lorsque la cornée est restée ouverte, & que cette espèce d'hypopion est survenue, la matière a la plus grande peine à s'évacuer, & si elle s'écoule, il s'en reproduit de nouveau. J'ai souvent essayé de l'entraîner avec la curette, mais inutilement. Cet instrument passe à travers cette matière sans rien détacher, tant elle est *tenace & gluante*. La cicatrice d'ailleurs de cette seconde incision (si la cornée se trouve refermée) ne se forme que très-difficilement. *Meeckrenius* a proposé une aiguille pour cette opération (3); *Tourberville*,

---

(1) Pag. 83, *in-*8°. Tubingæ, 1783, Dissertat. II.
(2) Lib. 14, de Method. Medendi circa finem.
(3) Heister, Instit. Chir. tom. 1, pag. 598, *fig.* x, tab. 18.

Oculiste Anglois, employoit un trocart (1) ; mais cette pratique m'a paru augmenter les douleurs du malade, & ne lui être d'aucun secours, quoique dans les véritables hypopions, à la suite d'inflammations violentes, la section de la cornée soit suivie le plus souvent de succès. Dans cette dernière maladie, je fais l'incision de cette membrane avec l'instrument dont je me sers pour l'opération de la Cataracte, comme je le dirai dans une Dissertation particulière sur l'hypopion.

§. XXV. *Staphylomes après l'opération.*

Lorsqu'on découvre tout-à-fait les yeux, ce qui se fait communément neuf ou dix jours après l'opération (2), on s'apperçoit quelque-

______

(1) Vide *David Mauchart*, Dissertat. *de empyesi oculi*, Tubing. 1742.

(2) Je suis convaincu qu'on peut sans danger ouvrir les yeux plutôt, & qu'il est très-souvent utile de le faire. *Voyez* l'Observation XII. J'ai remarqué qu'il ne falloit que quarante-huit heures, & souvent moins, pour que la cicatrice fût assez bien formée. Je crois même que lorsqu'elle n'est point achevée dans cet espace de temps, elle ne l'est pas au bout de quinze jours, parce que ce qui s'oppose alors à la réunion de la plaie est un staphylome de l'iris ou de la membrane de l'humeur aqueuse qui a lieu l'œil fermé comme quand il est ouvert. Quoique la cicatrice soit assez bien formée dans l'espace de temps que je viens d'assigner, je ne suis

fois que l'iris produit une tumeur noirâtre,
& forme une espéce de poche. La même
chose arrive à la capsule de l'humeur aqueuse ;
ce qui se reconnoît en ce qu'elle est transparente & presque bleuâtre. L'espèce de staphylome produit par cette capsule, que j'ai eu
bien des fois occasion d'observer, prouve
bien l'existence particulière de cette membrane ; & je suis fort étonné que les Anatomistes qui ont traité de sa structure n'ayent
point assez fait attention à cette espéce d'hernie. Dans ce *staphylome* on voit une très-
petite bourse ou vessie transparente, qui passe
à travers l'ouverture de la cornée ; elle est
tendue, remplie d'humeur aqueuse, & très-
sensible ; quand on la perce, il en sort une
petite quantité de cette humeur. La pupille
dans ce cas conserve sa rondeur & son dia-
metre.

La sensibilité de cette membrane est quelquefois telle, que les malades affectés de cette
espéce de staphylome, jouissent de peu de
repos tant qu'il existe. C'est ce que j'ai ob-

point d'avis cependant de l'exposer à une vive lumière ; mais
je conseille de le laisser sans bandage, & de le défendre de
la lumière par le moyen d'un garde-vue, & de ne permettre
dans l'appartement du malade qu'un jour médiocre.

fervé affez fouvent chez les malades auxquels
cet accident eft arrivé à la fuite de l'opération
de la Cataracte. Une Dame vint me confulter
pour une tumeur herniaire qu'elle portoit à
la cornée tranfparente , prefque vis-à-vis la
pupille. Cette Dame me raconta qu'elle avoit
été opérée de la Cataracte , & que fon opération avoit été longue & laborieufe. En examinant l'œil , je découvris que les difficultés
que l'Oculifte de cette Capitale avoit éprou-
vées dans l'extraction du cryftallin , n'étoient
venues que du peu d'étendue de l'incifion de
la cornée , qui en effet finiffoit au bas de la
pupille. A la fuite des grands efforts & de l'ex-
tenfion que fouffrirent les membranes de
l'œil , pour laiffer fortir le cryftallin , il y eut
des douleurs vives , une inflammation confidérable , & cependant cette Dame guérit & recouvra la vue ; tant il eft vrai qu'il eft des malades qu'on ne peut empêcher de guérir , quoiqu'on les tourmente de toutes les façons ; la
force de leur conftitution , la vigueur de cet
organe , la nature qui veille fans ceffe à la
confervation des individus , & qu'on contra-
rie fi fouvent , les font réfifter aux médicamens les moins indiqués , & aux opérations
les plus mal faites.

A la vérité il refta à cette Dame un ftaphylome de la membrane de l'humeur aqueufe que l'Oculifte tenta de réduire, mais en vain : il en fit l'excifion plufieurs fois ; mais il reparoiffoit le lendemain. Comme la tumeur étoit fort refferrée à fa bafe, elle faifoit fouffrir extrêmement la malade, qui depuis fept à huit mois que fon opération avoit été faite, n'avoit eu que peu de repos, & la nuit & le jour ; elle ne pouvoit même, à caufe d'un larmoyement continuel, faire ufage de cet œil, dont la pupille fe trouvoit nette, noire, & confervoit fa rondeur.

L'iris & la membrane de l'humeur aqueufe, qui s'engagent dans les lèvres de l'incifion, & forment alors cette efpèce d'hernie qu'on nomme ftaphylome, n'ont pas la même facilité à produire cet accident par notre méthode ; cependant il peut arriver, & je dois m'en occuper, ainfi que des moyens d'y remédier.

Hippocrate & *Celfe* ont parlé du ftaphylome d'une manière affez obfcure ; tous les Médecins anciens, qui ont fait mention de cette maladie, ont propofé des remèdes plus ou moins actifs pour y remédier. *Galien* recommandoit l'application du fuc de *Cantharides* (1) ; *Paul d'Egine* & *Gui de Chauliac*,

____

(1) De Compof. Medic. lib. IV. cap. 8.

la cadmie (1) ; *Fabrice d'Aquapendente* (2), les fruits de Thymœlea, non mûrs; *Plempius*, le bol d'Armenie & l'alun (3). Quelques auteurs n'ont pas même craint de conseiller l'usage des caustiques les plus forts, tels que l'application de la pierre infernale (4), & en particulier du *beurre d'antimoine* (5) ; *Richter* assure en avoir obtenu du succès (6) ; mais ces remédes pouvant être dangereux ; nous nous garderons bien de les adopter.

Woolhouse employoit une méthode particulière, & qu'il appelloit *emboîtement*, par le moyen de laquelle il prétendoit réduire cette hernie de l'iris. Son instrument, qui irritoit & fatiguoit beaucoup l'œil, étoit fabriqué de plomb, d'or, d'argent, ou de telle autre matière que l'on vouloit, & avoit la forme du globe de l'œil. Cette machine, d'une grandeur proportionnée à la partie qu'on vouloit

---

(1) Lib. III. cap. 22.

(2) Chirur. *in-fol.* Venetiis, 1719, pag. 25.

(3) Ophtalm. lib. V. cap. 22, Lovanii, 1659.

(4) *St.-Yves*, Maladie de l'œil.

David Mauchart, Dissertat. de staphylomate, Tubing. 1748.

(5) Janin, Maladies des yeux, pag. 394.

(6) Observat. Chirur. fascicul. secund. Gotting. 1776, page 122.

réduire, étoit placée sous les paupières, après avoir été enduite, dans sa convexité, d'une substance onctueuse pour ne pas irriter l'œil (1). Cette espéce de capsule est mise en usage par quelques Praticiens, même après l'opération de la Cataracte, sous le nom de *moule de plâtre*. Mais dans le staphylome, & encore bien moins après l'opération de la Cataracte, ce moyen ne peut qu'être nuisible. Dans cette dernière maladie sur-tout, la suppuration de tout l'œil peut être la suite de son application; c'est ce que j'ai observé dans quelques malades à qui on en avoit fait faire usage.

Le moyen le plus généralement employé aujourd'hui, consiste à faire des compressions graduées, afin de réduire cette hernie (2); ce moyen a moins d'inconvéniens que ceux dont nous venons de faire mention; mais comme j'ai observé que les compressions incommodoient les malades, & que la réduction de la membrane qui forme la hernie s'en faisoit

---

(1) *David Mauchart*, Dissertat. de staphylomate, Tubing. 1748.

(2) *Voyez* les Remarques sur *Dionis*, par *la Faye*, in-8°. Paris, 1773, pag. 547.

Platner, Instit. Chir. tab. 6, fig. 13, *in-8°*. 1783. Cet auteur a décrit un instrument propre à cet usage.

quelquefois même plus lentement, je regarde cette pratique comme plus nuisible qu'utile.

Nous avons coutume de laisser l'œil parfaitement libre ; le mouvement des paupières réussit beaucoup plus souvent & plus promptement que les compressions graduées , sans avoir leur désavantage. J'ai vu plusieurs fois chez des malades opérés des deux yeux à différentes époques, un staphylome se réduire beaucoup plus vîte & avec moins d'accident, à un œil qu'on avoit laissé libre & découvert, qu'à celui sur lequel on avoit fait des compressions , quoique l'autre staphylome fût bien plus considérable.

Lorsque les staphylomes duroient trop long-temps , les Anciens conseilloient de les traverser à leur base par le moyen d'une aiguille enfilée de deux fils , de nouer ces fils à droite & à gauche, & de les laisser jusqu'à ce que le tout tombât de lui-même. Cette opération a été recommandée par *Celse* (1), *Paul d'Egine* (2) , *Aëtius* (3) , &c. & étoit pratiquée à-peu-près de la même manière par ces différens Médecins. Ils proposoient

---

(1) Cap. de staphylom.
(2) Encheirid. lib. 6 , cap, 19.
(3) Tetrabibl. 2. serm. 3 , cap. 35 , pag. 343.

cette opération lorfque les ftaphylomes fur-
venoient à la fuite d'ulcères & d'inflammations ; mais dans ce cas , comme lorfqu'ils naiffent après l'opération , je penfe que
leur réduction doit être confiée aux feuls efforts de la Nature. Les mouvemens des paupières déterminent d'abord à fe réunir les
côtés de la cornée par où l'inftrument eft entré & forti ; alors il fe fait une preffion fur la
tumeur qui la force peu-à-peu à rentrer. Quelque tems après , une nouvelle portion fe cica-
trife encore , & fait rentrer également une
partie de l'iris , & ainfi de fuite , jufqu'à la
réduction entière. Je puis bien affurer que je
n'ai vu que très-peu de ftaphylomes furvenus à
la fuite de l'opération, qui ne fe foient diffipés
avec un peu de temps par la feule action des
paupières , fur-tout fi l'on laiffe l'œil libre &
fans aucun bandage; au contraire, j'ai vu leur
réduction très-retardée , foit par les différens
remèdes qu'on a employés , foit parce que
l'œil a été gêné & preffé par les bandages.

Ce moyen réuffit toujours pour les ftaphylomes produits foit par l'iris ou par la' capfule de l'humeur aqueufe. Quand ces derniers
cependant durent trop long-temps, je n'héfite
pas à couper la poche qu'ils forment en dehors. Cette fection a toujours été fuivie de
                              fuccès ,

succès, elle n'a aucun inconvénient, & elle accélère la guérison. D'ailleurs la membrane ou capsule de l'humeur aqueuse, a une si grande facilité à se réunir & à s'étendre, que quelquefois après avoir été emportée d'un coup de ciseau, & l'humeur aqueuse qu'elle contenoit étant évacuée, on trouve le lendemain un second staphylome à la même place : il faut alors le couper de nouveau. Nous avons été quelquefois obligés de faire cette opération trois fois de suite, parce que cette membrane s'agglutine, & se cicatrise beaucoup plus vîte que la cornée. Je ne propose au reste cette section que pour les staphylomes produits par la capsule de l'humeur aqueuse, & qui durent trop long-temps. Quant à ceux qui sont formés par l'iris, je les abandonne à la nature, qui en opère toujours la guérison.

§. XXVI. *Diverses espèces de Cataractes secondaires.*

On croit communément que les Cataractes secondaires dépendent toujours de l'opacité de la capsule crystalline postérieure ; cependant il arrive quelquefois que le crystallin mou & presque fluide, laisse après son extraction quelques parcelles qui par leur viscosité, & même leur tenacité, se cantonnent dans la circonférence de la capsule, & ne sortent point avec la Cataracte. On ne s'apperçoit point de cela dans le moment de l'opération, parce que le malade y voit bien, & que la pupille est fort nette ; mais plusieurs jours après, sans qu'il y ait de douleurs ni d'inflammation, on est fort étonné de voir un corps opaque qui obstrue la pupille. Il paroît que cette matière s'est détachée du point de réunion des deux capsules où elle s'étoit d'abord cantonnée, & bouche la pupille derrière laquelle elle est retenue par son volume, & parce qu'elle s'attache peut-être aux lambeaux de la capsule. On ne confondra pas cet accident avec la Cataracte capsulaire, parce que celle-ci est presque toujours précédée de fortes douleurs & d'inflammations considérables. D'ailleurs l'opacité de la capsule n'est le plus ordinairement que partielle, & on y apperçoit des parties plus blanches les unes que les autres ; au contraire, si c'est une portion du crystallin dissous & réduit en une espèce de mucilage trèsépais, qui forme cette Cataracte secondaire, il n'y a point de douleurs, la couleur est plus uniforme, moins blanche, & occupe toute ou presque toute la pupille. Dans ce cas il convient d'ouvrir de nouveau la cornée quelque temps après la guérison, & d'extraire

exactement cette matière opaque avec le secours de la curette ; car il est certain que les
débris du cryftallin ne fe fondent point peu-
à-peu, comme le croyent plufieurs auteurs,
& en particulier MM. *Percival Pott* (1) &
Richter (2).

Cette efpéce de Cataracte fecondaire paroît
être produite par une matière lymphatique
épaiffie ; en ayant extrait plufieurs, je les ai
trouvées comme des portions d'une fubftance
muqueufe, à demi-concrete, s'écrafant & fe
fondant facilement fous le doigt, d'une couleur grife blanchâtre, obfcure (3). Je crois
qu'elles font formées par une exfoliation des
couches externes, & fur-tout du bifeau
du cryftallin, qui s'eft ramolli & comme

---

(1) Œuvre chirurgic. article de la Cataracte, pag. 509.

(2) Obfervations fur la Cataracte, Gottingue, 1770, p. 53.

(3) Il ne faut pas croire que l'efpèce de Cataracte dont
parle le Docteur *Reuff*, dans une Differtation de *David
Mauchart*, qu'il a recueillie & publiée à *Tubinge* en 1783,
pag. 56, & qu'il appelle Cataracte membraneufe & phleg-
matique, foit la même que celle dont je parle ici ; celle dont
il fait mention eft produite par quelque partie du cryftallin même, brifé par l'aiguille dans l'opération par dépreffion, ou autrement, & qui a paffé dans la chambre antérieure ; ce qui eft bien différent de celle dont il eft queftion ici.

diſſous. Lorſqu'on extrait ce corps ainſi altéré, cette portion molle & comme flottante
ne ſort point toujours avec lui, & reſte agglutinée au bord concave, ou à l'eſpèce de
gouttière formée par la réunion des deux capſules; ce ſont ces débris qui ſe placent, quelque temps après l'opération, derrière la pupille, & qui interceptent de nouveau les
rayons lumineux. Comme l'expérience nous
a appris qu'il reſte de ces débris opaques du
cryſtallin beaucoup plus fréquemment après
ſon extraction, qu'on ne le croit communément, nous avons remarqué qu'en frottant
légèrement la cornée après l'opération, ils
paroiſſent ſouvent à travers la pupille; &
nous n'oublions jamais de faire ces frictions.
Si la pupille reſte nette, & s'il ne paroît aucune opacité après ces frottemens répétés pluſieurs fois, il y a lieu de croire qu'il ne reſte
rien du cryſtallin, & qu'on n'aura pas à craindre cette eſpéce de Cataracte ſecondaire, que
j'appellerai *lymphatique*, pour la diſtinguer
de la *capſulaire*. Il y a cependant quelque cas
où malgré ces frottemens, la pupille reſte
nette ſans opacité, quoiqu'il paroiſſe enſuite
une Cataracte lymphatique ſecondaire; cela
dépend ſans doute de la viſcoſité conſidérable
des débris du cryſtallin & de leur forte adhé

rence au grand bord qui réunit les deux capsules. Je vais citer deux obfervations d'un cas
pareil ; mais je dois prévenir qu'ils font beaucoup moins fréquens que ceux où les frottemens indiqués annoncent la préfence de ces
fragmens cryftallins opaques.

Trente-cinquième Obfervation.

J'ai opéré en 1780, une femme de cam-
pagne, qui diftingua parfaitement tout ce que
je lui préfentai, quand l'extraction du cryftallin fut faite. La pupille reftoit fort nette
après plufieurs frottemens fur la partie antérieure de la cornée, au moyen de la curette ;
mais quelques jours après, ayant découvert
l'œil, qui n'avoit éprouvé ni douleurs ni inflammations, la malade ne put abfolument
diftinguer aucun objet. En l'examinant, j'apperçus une fubftance blanchâtre, qui cachoit
exactement la pupille ; je reconnus bientôt
aux fignes que j'ai décrits plus haut, que cette
efpèce de Cataracte n'étoit point occafionnée
par l'opacité de la capfule ; j'attendis la parfaite guérifon pour ouvrir de nouveau la cornée, qui étoit entiérement refermée , & je
ne procédai à cette feconde opération, qu'environ trois mois après la première , afin d'être

bien assuré que cette substance opaque restoit telle, & ne se dissipoit point du tout. Dès que la cornée fut ouverte, cet amas de matière se présenta de lui-même, & je facilitai sa sortie avec la curette. La pupille parut bientôt aussi nette qu'immédiatement après la première opération ; je frottai légèrement sur la cornée avec le dos de la curette. Comme il ne se présentoit plus rien, & que la malade distinguoit très-bien même les plus petits objets, je refermai l'œil ; le lendemain je l'entr'ouvris un instant pour voir s'il ne se présentoit pas de nouveaux fragmens opaques, afin de pouvoir y remédier, tandis que la cornée n'étoit pas encore entiérement réunie ; mais j'apperçus la pupille bien noire, & probablement le peu qui auroit pu rester encore s'étoit écoulé avec l'humeur aqueuse, qui s'échappe presque toujours, quelquefois même avec assez d'abondance pendant les vingt-quatre heures qui suivent l'extraction. La malade d'ailleurs guérit sans aucun accident. Je fis l'incision à la manière ordinaire, & dans la même direction que la première, parce que la cicatrice ancienne n'étoit pas même visible. Si cette cicatrice eût été trop marquée, j'aurois pratiqué la section par en haut ; mais cette seconde incision même put à peine être apperçue quelque temps après la guérison, tant elle s'étoit réunie promptement.

Trente-sixième Observation.

Une Dame vint me consulter en 1783, pour une Cataracte qu'elle avoit à l'œil droit, & dont elle désiroit se faire opérer. Cet œil me parut sain & avoir les conditions que l'on peut souhaiter pour le succès d'une opération de Cataracte. Le cryftallin étoit fort blanc & cachoit toute la pupille, laquelle jouiffoit d'une grande mobilité. Elle diftinguoit le jour de la nuit, & l'ombre de la main que je faifois paffer devant cet œil. J'examinai fon œil gauche, qui me préfenta également un corps opaque qui bouchoit affez exactement la pupille; mais ce corps n'étoit pas fi blanc que le cryftallin de l'autre œil; en le regardant attentivement, il me parut un peu plus profond que n'eft ordinairement la Cataracte; j'apperçus d'ailleurs une cicatrice à la cornée, d'où j'inférai que cette Dame avoit fans doute été opérée de la Cataracte, & que c'étoit quelques fragmens opaques du cryftallin qui étoient reftés derrière la pupille. La couleur grife de cette efpéce de Cataracte m'en convainquit, ainfi que le peu d'étendue de l'incifion de la cornée. Cette Dame m'avoua qu'en effet elle avoit été opérée il y avoit deux ans, que l'opération avoit été longue, que l'extraction feule du cryftallin avoit duré plus de douze minutes. Je n'eus pas de peine à croire ce que cette Dame me raconta, parce qu'une incifion auffi petite que celle que je vis, pouvoit à peine laiffer fortir la moitié d'un cryftallin ordinaire. Les fragmens opaques du cryftallin auroient pu s'écouler avec l'humeur aqueufe, comme cela arrive fouvent dans cette opération, fi l'incifion eût été affez grande ; mais ils furent retenus, parce que l'incifion fe referma fort vîte. Cette Dame m'ayant affuré qu'elle avoit vu parfaitement, immédiatement après l'opération, & que le cryftallin étoit réellement forti, je fus encore plus affuré que ce ne pouvoit être qu'une Cataracte lymphatique fecondaire, qui privoit cet œil de la vue. D'après cela, je fis efpérer à la malade qu'elle pourroit également voir de cet œil, fi elle fe déterminoit à fe faire opérer. Elle accepta ma propofition. Je commençai d'abord par l'œil droit ; je fis l'incifion de la cornée fort grande, & ayant extrait le cryftallin, j'eus foin de faire l'extraction de quelques portions muqueufes qui l'accompagnoient. La pupille parut nette & noire ; mais étant sur mes gardes , je fis usage des frottemens légers sur la partie antérieure de la cornée , au moyen du pouce , en levant & abaissant doucement la paupière supérieure. Il reparut alors un corps opaque qui bouchoit presque toute la pupille , & qui empêchoit la malade de voir. Je fis de nouveau l'extraction de cette partie mucilagineuse , alors la pupille parut nette une seconde fois ; ayant renouvellé encore le frottement avec le pouce & la curette , je fis reparoître une substance opaque à-peu-près semblable à la première. Ayant répété trois fois les frottemens, & fait trois fois l'extraction des substances qui s'étoient présentées , voyant qu'il ne se présentoit plus rien après de nouvelles frictions , je fus persuadé qu'il n'en restoit plus ; ce dont je fus convaincu par la guérison de cette Dame. Je fis une incision également grande à l'œil gauche ; j'ôtai , avec la curette , la matière opaque qui formoit obstacle à la vision ; & n'ayant rien découvert de nouveau après des frottemens réitérés , je pansai la malade. Le lendemain ayant entr'ouvert légérement les paupières , & ayant apperçu les pupilles fort nettes, je crus pouvoir faire espérer à cette Dame une prompte guérison ; en effet elle fut parfaitement guérie, & put lire des deux yeux au moyen des verres à Cataractes.

D'après ces observations , on peut juger combien ces frictions réitérées font nécessaires pour démontrer les portions de crystallin opaque , qui peuvent refter fans qu'on s'en doute , & priver les malades une feconde fois de la vue , ou du moins les mettre dans la néceffité d'avoir recours à une feconde opération , à laquelle ils fe déterminent beaucoup plus difficilement qu'à la première. On peut juger également combien il eft néceffaire de faire grande l'incifion de la cornée , parce que ces fragmens peuvent quelquefois s'écouler avec l'humeur aqueufe ; & peut-être que fi l'incifion de la cornée de cet œil gauche dont je viens de parler , eût été fuffifamment large , ces fragmens fe feroient échappés ; d'ailleurs quand l'incifion eft petite , on ne peut pas les enlever auffi facilement au moyen de la curette.

Ces obfervations , ainfi que plufieurs autres que je pourrois ajouter ici , fi cela étoit néceffaire , font tout à-fait oppofées à ce que les fauteurs de la dépreffion affurent relativement à la fonte & à la réforbtion du cryftallin déprimé , & des matières laiteufes ou vifqueufes qui l'accompagnent fouvent , & qui font le produit de fa diffolution.

Un accident très-désagréable à la suite de l'opération de la Cataracte, c'est l'opacité de la partie postérieure de la capsule du cryftallin (1); elle survient quelquefois sans de grandes douleurs, mais le plus communément, elle eft précédée de fouffrances affez vives. Nous avons obfervé que la production de cette Cataracte fecondaire eft plus fréquente après l'opération faite aux enfans. On ne s'apperçoit le plus fouvent de cet accident, que lorfque la réunion de la cornée eft déjà faite; il faut alors ouvrir de nouveau cette membrane quelque temps après la guérifon, & enlever la capfule avec une petite pince (*Fig.* XI.), en évitant foigneufement d'entamer la membrane du corps vitré. Pour cet effet, on ne doit faifir avec l'extrémité de la pince, que la capfule feule. A mefure qu'on enlève cette Cataracte fecondaire, il eft néceffaire de laiffer tomber infenfiblement la paupière fupérieure pour éviter l'effufion du corps vitré, qu'il eft fouvent très-difficile d'empêcher.

On conçoit aifément que fi après avoir ex

____

(1) Hiftoire de l'Académie des Sciences, Morand, 1722, pag. 15, *in-*4°.

Hoin, Mémoires de l'Académie de Chirurgie, tome 2, *in-*4°, 1769, pag. 425.

trait le cryſtallin, on s'apperçoit que la cry-ſtallo-poſtérieure eſt opaque, il ne faut pas héſiter, tandis que la cornée eſt ouverte, de l'emporter par le procédé que je viens de décrire.

§. XXVII. *Coalition des bords flottans de l'iris ; manière de faire une pupille artificielle.*

IL arrive quelquefois à la ſuite de l'opéra-tion, qu'après des douleurs plus ou moins vives, le bord flottant de l'iris ſe réunit, & que la pupille ainſi fermée, met un obſtacle à la viſion. Cette coalition de la pupille, qui eſt le produit de l'inflammation de l'iris & de la ſuppuration qui la termine, a toujours été regardée comme l'accident le plus fâcheux qui ſuive l'opération de la Cataracte, & le malade a le plus ſouvent été condamné à la privation abſolue & perpétuelle de la vue. Cette maladie, que les Grecs appelloient *ſy-niʒes pupillæ*, peut être due à un vice de con-formation primitive, & tel étoit ſans doute le cas de l'aveugle auquel *Cheſelden* donna l'uſage de la vue (1). Il ne faut pas confondre

____

(1) *Le Cat*, Traité des ſens, Paris, 1784, *in-8°*. p. 482.

Morand, dans l'éloge de *Cheſelden*, Hiſtoire de l'Acadé-mie de Chirurgie, Paris, 1778, tom. 3, pag. 115.

David Mauchart, Diſſert. de pupill. phthiſ. ac ſyniʒ. Tubing. 1745, pag. 100. curâ & ſtudio Reuſſ. &c.

cette occlusion innée de la pupille , avec
celle qui est due à la membrane de *Wa-*

« Il paroît que *Cheselden* , pour faire une pupille artifi-
» cielle au jeune homme , chez lequel les bords de l'iris
» étoient agglutinés , ouvrit la *sclérotique* à une demi-ligne
» du rebord de la cornée transparente , avec une aiguille un
» peu plus large & moins pointue que celle qui sert à l'abais-
» sement ; il traversa une partie de la chambre postérieure
» de l'humeur aqueuse : arrivé vis-à-vis la pupille , il tourna
» la pointe de son aiguille du côté de cette membrane ; il la
» coupa en travers ; & par la rétraction des fibres , il se forma
» une pupille oblongue & horizontale plus ouverte dans le
» milieu qu'aux deux extrémités , & figurée comme celle des
» chats , mais à contre-sens.

» Quelques Savans ont douté que cette opération ait été
» pratiquée telle qu'on nous l'a annoncée ; comme en effet il
» est difficile de concevoir qu'on puisse introduire assez exa-
» ctement un instrument dans la chambre postérieure , & in-
» ciser l'iris , sans déchirer la membrane du corps vitré , sans
» entamer & déprimer le cryftallin ». C'est sans doute , d'a-
près cela , que ces Savans ont pensé que *Cheselden* n'avoit
fait que l'opération de la Cataracte [1]. Le célèbre *Hal-*
ler [2] étoit dans la même opinion. *Warner* , Chirurgien
de l'hôpital de *Guy* (*Guy'shospital*) à Londres , dit qu'il
n'a jamais vu réussir l'opération faite à la manière de *Che-*
selden , pour pratiquer une pupille artificielle [3].

---

[1] *Voltaire* , Elémens de Philos. de Newton, vol. 14, *in-4°.* 1771,
pag. 190.

M. *de Buffon* , Histoire Naturelle , *in-12* , tom. 4 , pag. 16 , 1752.

Smith , Traité d'Optique , pag. 94 , liv. I, chap. 5 , ann. 1767.

[2] Physiologie, tome V , page 519, Lauzanne, 1769. *in-4°.*

[3] Descripti. of the human eye and its adjacents parts together With
their principal diseases, London , 1775 , page 84 , *in-8°.*

chendorf (1), dont le déchirement, qui a lieu ordinairement dans le fœtus à l'âge de fept mois, n'arrive pas toujours à cette époque, & qui fubfifte quelquefois après la naiffance (2).

Beaucoup d'autres ont confeillé dans le cas *d'occlufion* de la pupille, foit de naiffance, foit après l'opération de la Cataracte (3), d'incifer l'iris dans fon milieu, ou en croix. Quoique cette fimple incifion ait réuffi chez l'aveugle de *Chefelden*, des obfervations ultérieures & répétées ont prouvé que l'iris fe ferme de nouveau après cette fection. Mon père a eu plufieurs occafions de fe convaincre de ce fait; & c'eft d'après ce défaut de fuccès, affez fréquent, que nous pratiquons dans ces cas une opération différente de la fimple incifion. Comme cette méthode nous a con-

_____

(1) *Commerci. Litter. Norimb.* ann. 1740, hebdom. 18, tom. 1, f. 7, 1744.

Haller. act. upfal. ann. 1742.

Zinn, Anatom. ocul. human. pag. 94, 1755, §. IV.

(2) *Haller*, Phyfiol. tom. 5, pag. 373, *Lauzanne*, 1769, *in*-4°.

M. *Sabatier*, Traité d'Anatomie, tome 1, pag. 534, ann. 1775.

(3) *Gendron*, Maladies des yeux, Paris, 1770, *in*-12. tom. 2, pag. 196.

Guerin, Maladies des yeux, *in*-12. Paris, 1769, p. 253.

Janin, Maladies des yeux, pag. 191.

ftamment réuffi , & qu'il y a lieu de croire qu'elle réuffira également entre les mains de ceux qui s'occupent de cette partie de la Chirurgie , je vais la décrire avec toute l'exactitude poffible.

On place le malade comme pour l'opération de la Cataracte ; on plonge le *cérato-tome* décrit plus haut , dans la cornée , de la même manière que dans l'extraction du cryftallin ; quand la pointe de l'inftrument eft parvenue à une demi-ligne à-peu-près du centre de l'iris, on le plonge environ de la profondeur d'une demi-ligne dans cette membrane, & par un léger mouvement de la main en arrière , on le fait reffortir environ à trois quarts de ligne de l'endroit dans lequel on l'a plongé. Alors en pourfuivant l'incifion de la cornée, comme je l'ai décrit dans l'opération de la Cataracte , avant que cette incifion foit terminée , l'iris eft coupée & préfente un petit lambeau d'à-peu-près une ligne. Cette fection de l'iris reffemble en petit à celle de la cornée , & elle préfente comme elle un demi-cercle (1). L'inftrument ayant terminé la

____

(1) Ce lambeau de l'iris n'eft jamais auffi-bien conformé que celui pratiqué dans la cornée, ni tel qu'il a été repréfenté dans les figures. Comme il étoit néceffaire d'arrêter & de fixer les idées, j'ai cru devoir décrire & montrer ainfi le trajet que

section de la cornée, on introduit des ciseaux fins dans l'ouverture de cette membrane, on coupe net le petit lambeau de l'iris, & il en résulte une pupille artificielle, qui quelquefois se trouve assez ronde par la rétraction subite & égale de toutes les fibres incisées (1). On est sûr après cette opération,

parcourt l'instrument & la ligne qu'il doit décrire. Il en est de ce lambeau comme de celui de sa capsule, qui n'est point non plus aussi-bien dessiné que celui de la cornée. Cette capsule n'ayant besoin dans les cas ordinaires, que d'être un peu ouverte, attendu que le crystallin, en s'efforçant de sortir, aggrandit l'incision de la capsule pratiquée avec la pointe du *cératotome*, & déchire aisément son enveloppe, lorsque la Cataracte est simple & sans complication ; j'ai vû même des cas où par la contraction violente des muscles du globe, le crystallin rompoit de lui-même la partie antérieure de la capsule, & sortoit par l'incision de la cornée, quoique la Cataracte ne fût point compliquée d'aucune maladie.

(1) Dans un ouvrage sur les Maladies des yeux, par M. *Pelier de Quinsgy*, publié à Montpellier en 1783, cet Oculiste recommande, pour faire une pupille artificielle, d'inciser l'iris avec le bistouri, & cette incision ressemble en quelque point à celle que je décris ; mais comme il ne parle point de couper le lambeau formé dans l'iris, ou d'emporter une petite portion de cette membrane, lorsque ce lambeau n'est pas assez visible, & qu'on est obligé de pincer l'iris avec les ciseaux, & de la couper après l'avoir saisie au moyen de cet instrument ; son procédé diffère essentiellement du nôtre, & doit réussir bien moins souvent que ce dernier. *Voyez* pag. 295, 297, &c.

qu'une

qu'une telle pupille ne se refermera point.

Il peut se faire que par la rétraction des fibres de l'iris, ce lambeau ne soit plus aussi facile à appercevoir & à inciser. Dans ce cas, avec un peu d'attention & d'adresse, on parvient toujours à en saisir une partie, ou bien, avec les ciseaux, on pince une portion de l'iris, & l'on coupe la partie que la branche des ciseaux aura embrassée. Cependant le plus souvent ce lambeau de l'iris se montre assez longtemps pour qu'on puisse le saisir & le couper.

Notre méthode diffère donc essentiellement de celle de *Cheselden*; elle doit être, & est en effet moins douloureuse. La *sclérotique* & toutes les membranes de l'œil, qui sont blessées par l'instrument qu'employoit ce Chirurgien, sont infiniment plus sensibles que la cornée transparente que nous incisons lorsque nous pratiquons une pupille artificielle. *Woolhouse* étoit également d'avis de pratiquer l'incision dans la chambre postérieure (1). Au reste, par l'opération de *Cheselden*, il est presque impossible de ne pas blesser le crystallin. Dans la suite cette lentille peut donc devenir opaque & nécessiter une seconde

---

(1) *Burcard. David Mauchart*, Dissert. de pupillæ phthisi ac synizesi, seu angustiâ præter naturali & concretione. Tubing. 1745.

N

opération. Par notre méthode, au contraire, nous pouvons en même temps extraire le cryftallin, fi nous le jugeons convenable. Dans cette circonſtance il eſt néceſſaire, je crois, de ne point laiſſer cette lentille, de crainte qu'elle ne devienne opaque.

Trente-ſeptième Obſervation.

M. *Buſſiere*, François, habitant à Londres, (*Cork ſtreet*), conſulta mon père en 1764. Il avoit à l'œil droit une Cataracte qui avoit commencé depuis un an. Quelque temps après cette conſultation, il fut attaqué d'une ophtalmie des plus violentes à cet œil. Cette maladie aiguë occaſionna l'occluſion complette de la pupille. Le malade étant abſolument privé de la vue de cet œil, ſe détermina, quelque temps après la guériſon de l'ophtalmie, à ſe mettre entre les mains de mon père, quoiqu'il lui eût annoncé qu'elle ſeroit plus difficile & plus compliquée qu'une opération de Cataracte ordinaire. M. *Buſſiere* fut opéré en préſence de M. *Middleton*, célèbre Chirurgien de l'armée Angloiſe, dans les guerres d'Hanovre. L'iris fut inciſée ſans hémorragie, en même temps que la cornée, ſuivant le procédé que j'ai décrit. Le lambeau de l'iris, qui avoit environ trois quarts de ligne, s'étant retiré, ainfi que la partie inférieure de cette membrane, on apperçut une partie de la Cataracte. Des cifeaux fins introduits dans la chambre antérieure de l'œil, par l'ouverture de la cornée, fervirent à faire d'un feul coup l'excifion d'une partie de ce lambeau ; cette excifion ne donna pas plus de fang que la première fection de cette membrane. Il en réfulta une pupille artificielle qui avoit à-peuprès l'étendue d'une pupille naturelle. Cette ouverture ayant permis l'introduction de l'aiguille, mon père détruifit la capfule antérieure du cryftallin, qui d'ailleurs étoit opaque & avoit été peut-être légèrement entamée par le *cératotome* ; ce corps fortit enfuite très-facilement. Il avoit beaucoup plus d'opacité qu'avant l'ophtalmie, & ce qu'il y a de plus remarquable, c'eft que le malade, panfé à la manière ordinaire, n'éprouva que peu de douleurs, & n'eut point d'inflammation, quoique l'opération eût été très-laborieufe. La cicatrice de la cornée fe fit promptement, & lorfque l'œil fut découvert, la vue fut auffi bonne qu'on peut le défirer après une telle opération ; il ne parut pas même qu'elle fût aucunement dérangée par la forme & l'étendue de cette pupille, qui étoit irréguliérement terminée par ses bords, & d'ailleurs immobile.

Lorsque la pupille se referme à la suite d'une inflammation violente, & telle que celle dont il est question dans cette observation, il est rare que le cryſtallin ne perde ſa tranſparence. Si, par le plus grand hazard, il étoit reſté diaphane, il ſeroit en grand danger de devenir opaque, après l'opération de la pupille artificielle. Comme l'eſpace qui ſe trouve naturellement entre l'iris & cette lentille eſt ordinairement aſſez petit, il eſt fort difficile que la pointe du *cératotome*, en plongeant dans l'iris pour former un lambeau dans cette membrane, ne touche la capſule du cryſtallin, & que ce corps lui-même ne ſoit léſé. Alors, ſi l'on négligeoit d'extraire cette lentille, on ſeroit à coup ſûr obligé d'en faire l'extraction dans la ſuite, parce qu'elle perdroit ſa tranſparence. Il eſt donc plus naturel de profiter de l'ouverture faite à la cornée pour procurer ſa ſortie, que d'attendre à un autre temps pour faire cette opération. Au reſte la réunion des bords de la pupille ſans déſorganiſation de tout l'organe de la viſion, eſt un accident aſſez rare, à la ſuite de ſemblable inflammation; cette coalition a plus fréquemment lieu après l'opération de la Cataracte, & alors le bon état des parties de l'œil permet plus d'espoir, lorsqu'on pratique l'opération de la pupille artificielle.

La pupille n'est pas toujours fermée dans toute son étendue ; plus souvent il reste une petite ouverture. Cette maladie a été nommée par les anciens, *phthisis pupillæ*, ou *tabes pupillæ* ; dans cette circonstance, les malades pourroient encore voir, si la capsule postérieure du crystallin ne se trouvoit pas opaque en même temps. Mais cette opacité, qui constitue la Cataracte secondaire la plus commune, accompagne très-fréquemment l'occlusion de la pupille, & quoiqu'alors cette partie présente souvent encore une légère ouverture, les malades ne voyent point ou presque point ; tels sont les cas les plus ordinaires. Dans cette complication, ce seroit en vain que l'on tenteroit d'extraire la Catataicte membraneuse, sans emporter auparavant une portion de l'iris ; cette dernière, dilatée par l'instrument nécessaire pour saisir cette membrane opaque, se refermeroit tout-à-fait après. D'ailleurs, on trouveroit un obstacle à cette opération dans l'adhérence forte que la capsule contracte ordinairement dans ce cas avec la partie postérieure de l'iris, & avec les bords de la pupille :

N 3

on risqueroit de déchirer celle-ci en enlevant la première. L'opération que j'ai décrite convient parfaitement dans cette maladie compliquée, comme l'observation suivante le démontre.

Observation.

M. le Colonel *Lullin*, oncle de MM. Lullin, Banquiers à Paris, & résidant à Genève, vint ici, il y a plusieurs années, pour se faire opérer d'une Cataracte à l'œil droit ; cette opération, malgré les soins de l'Oculiste qui en fut chargé, n'eut point de succès. Le malade retourna à Genève, & y resta jusqu'à ce que son œil gauche fût affligé de la même maladie, comme cela ne manque presque jamais d'arriver, quand l'opacité vient d'une cause interne. Cet état détermina le malade à faire le voyage de Paris en 1781, pour tenter une seconde fois l'opération. Il se remit entre les mains de mon père : l'extraction de la Cataracte de l'œil gauche, faite par le procédé ordinaire, eut tout le succès désirable. M. Lullin retourna dans sa patrie, faisant usage de cet œil ; mais, dans la route & quelque temps après son arrivée, il s'apperçut que sa vue s'affoiblissoit. Ayant fait examiner son œil par des personnes de l'art, on découvrit un corps blanchâtre à travers la pupille ; ce n'étoit autre chose que la capsule postérieure qui avoit perdu sa transparence dans plusieurs points. Comme l'opacité n'augmentoit plus, & que le malade voyoit encore, quoique moins bien qu'après l'extraction, nous lui conseillâmes de ne point courir les hazards d'une seconde opération. Cependant M. Lullin, désirant jouir d'une vue plus parfaite, & sachant que mon père ne se détermineroit pas à l'opérer une seconde fois dans l'état où il étoit, fit venir un Oculiste de *Berne*, qui essaya d'abattre la membrane opaque à l'aide d'une aiguille à dépression ; mais après plusieurs tentatives, l'opérateur fut forcé d'abandonner son entreprise, parce que cette membrane adhéroit à l'iris, & ne put en être séparée, malgré le déchiremeut qu'y fit l'aiguille.

L'état du malade étant devenu pire qu'auparavant, parce que l'opacité de la capsule augmenta, & que la pupille se ferma au point qu'elle n'auroit admis qu'avec peine la tête d'une épingle ordinaire, il se détermina à revenir à Paris en 1784, & à demander une troisième opération avec un courage peu ordinaire. Mon père ne crut pas devoir le refuser, & il résolut d'agrandir la pupille, &

N 4

d'enlever en même temps la partie de la capsule qui étoit opaque. Pour cet effet il plongea le *cératotome* dans la cornée , & sa pointe
étant parvenue à une demi-ligne de la petite
ouverture de la pupille , il le plongea dans
l'iris de la profondeur d'une ligne environ ,
& après l'avoir dirigé dans la petite ouverture
de la pupille , il continua l'incision de manière que la partie de l'iris & celle de la capsule , qui y étoit adhérente , comprise dans
cette espèce d'anse , se trouvèrent incisées en
même-temps , & formèrent un petit lambeau
qui fut emporté avec les ciseaux ; il n'y eut
point d'épanchement de sang dans l'incision
de cette membane. Il ne fut point nécessaire
de faire ressortir le *cératotome* de l'autre côté
de la cornée , parce que le lambeau de l'iris
& de la capsule qui y adhéroit , devoit être
fort petit pour constituer une pupille artificielle , dont la petite ouverture qui y existoit
déjà , devoit faire partie. Dès que ce lambeau fut coupé au moyen des ciseaux , il se
fit une rétraction des fibres de l'iris qui avoient
été incisées. La pupille ainsi créée pour ainsi
dire , laissa le passage libre aux rayons lumineux , & ne se referma point en raison de la
perte de substance que l'iris avoit éprouvée.
Le malade jouit maintenant de la vue ; & sa

pupille, qui est assez grande & un peu irrégulière, restera sûrement telle qu'elle est. Le traitement fut simple, les douleurs modérées, & la cicatrice de la cornée se fit promptement. Il n'y eut que peu d'inflammation & point de staphylome.

L'opération de la pupille artificielle, que je viens de décrire, n'est point suivie d'accidens aussi grands qu'on pourroit le craindre ; le pansement doit être simple ; il est même inutile de laisser l'œil aussi long-temps couvert que dans l'extraction de la Cataracte. Les malades que j'ai vu opérer, & que j'ai opérés moi-même, ont été guéris assez facilement, & n'ont éprouvé que des douleurs supportables ; il ne m'a même pas paru que leur vue fût différente de celle des personnes opérées de la Cataracte simple ; ce qu'on pourroit imaginer à cause de l'altération de la pupille. La pratique de cette excision de l'iris est si délicate & si compliquée à la première vue, qu'elle pourra paroître presqu'impossible à plusieurs de mes Lecteurs ; mais je puis bien assurer que dans le grand nombre d'opérations faites par mon père dans les diverses parties de l'Europe où je l'ai accompagné, je la lui ai vu pratiquer avec succès ; elle m'a aussi réussi dans le petit nombre de cas qui se sont présentés à moi ; car je ne dois pas oublier de dire que l'accident qui l'exige ne se présente qu'assez rarement.

Les malades chez lesquels cette *occlusion* de la pupille est survenue, soit à la suite d'inflammations violentes, soit après l'opération de la Cataracte, ne sont donc pas sans espoir, & on peut se flatter de leur rendre la vue, s'ils veulent se soumettre à cette opération. Tel est le motif qui m'a engagé à faire connoître cette partie de la pratique de mon père, qui pourra ranimer l'espérance des personnes privées de la vue par l'occlusion de la pupille, & guider les Oculistes dans la route qu'ils doivent tenir pour la leur rendre.

F I N.

RAPPORT DES COMMISSAIRES

Nommés par la Faculté de Médecine de Paris, pour examiner un Ouvrage sur la Cataracte, composé par M. le Baron DE WENZEL, *Docteur de la même Faculté.*

L'OUVRAGE sur la Cataracte, composé par M. le Baron *de Wenzel*, notre Confrère, dont la Faculté nous a confié l'examen, commence par une apologie des moyens que l'Art a employés pour la guérison de cette maladie. L'Auteur en effet pouvoit-il se refuser à donner des éloges aux diverses tentatives imaginées pour rétablir l'altération des fonctions d'un organe si nécessaire à l'homme, & à l'opération de la Cataracte, qu'il pratique avec succès d'après la méthode de M. son père? Sans s'appesantir sur cet objet, M. *de Wenzel* passe aux symptômes précurseurs de la Cataracte; il expose ensuite le sentiment des Anciens sur la nature de cette espèce de cécité, qui depuis long-temps est reconnue pour être due à l'opacité du crystallin, ou de sa capsule, ou même à l'opacité des deux. Il examine les causes de cette maladie, qui lui paroissent fort peu connues; il dit enfin que les médicamens, tant internes qu'externes, ayant été employés sans succès, il fut évident qu'il ne pouvoit exister d'autre moyen, pour laisser le passage aux rayons lumineux, que d'écarter le corps opaque qui y mettoit obstacle.

On imagina donc de déprimer le crystallin. Cette manière de faire l'opération de la Cataracte fut ainsi pratiquée depuis *Celse* jusqu'à notre siècle. Alors un Chirurgien nommé *Daviel* reconnut qu'il étoit possible d'inciser la cornée & d'extraire par ce moyen le crystallin. Notre Auteur, après avoir fait le parallèle des deux méthodes par la dépression & par l'extraction, répond aux reproches qu'on fait à cette dernière, & démontre sans réplique les avantages qu'elle a sur celle pratiquée par dépression ; puis il fait mention des divers instrumens imaginés pour l'exécuter, & décrit le sien.

Après avoir dit quels sont les signes & les symptômes qui indiquent les espèces de Cataractes qui sont présumées pouvoir être opérées avec succès, il passe aux moyens préparatoires qu'on emploie communément ; il les regarde en général comme inutiles ; il excepte cependant de cette règle des cas particuliers qui peuvent en exiger. Il a la même opinion sur le choix des saisons.

Il n'approuve pas les divers instrumens inventés pour rendre l'œil immobile lors de l'opération ; après en avoir donné la raison, il rapporte diverses observations qui servent à prouver que ces instrumens pourroient même nuire, parce que la main destinée à les tenir, devient nécessaire pour pratiquer avec un des doigts un léger frottement, & par ce moyen empêcher la lésion de l'iris. On laisse à ceux qui font journellement l'opération de la Cataracte par l'extraction, à juger de la validité du sentiment de l'Auteur.

Enfin M. *de Wenzel*, après avoir exposé sa méthode de faire l'opération de la Cataracte, fournit des Observations qui démontrent :

Les difficultés qu'elle présente lorsqu'il y a opacité de la capsule antérieure du crystallin & adhérence avec l'iris.

Les accidens qui résultent des opérations faites lorsque les vaisseaux de la rétine ou de la choroïde sont variqueux : il survient alors une hémorrhagie ; cependant il ne conseille point l'opération dans ce cas, parce qu'il en regarde le succès comme impossible.

L'opération de la Cataracte, suivant la méthode de l'Auteur, se pratique ordinairement en faisant passer l'instrument diagonalement de la partie supérieure moyenne de la cornée du côté du petit angle, à la partie inférieure moyenne du côté du grand angle ; puis il l'incise en descendant vers la partie inférieure moyenne du petit angle. Mais il est des cas dans lesquels cette section se fait en sens contraire, sur-tout lorsqu'il y a à craindre que l'humeur vitrée ne s'échappe : la nécessité d'opérer de cette dernière manière est appuyée d'observations qui indiquent d'autres circonstances dans lesquelles il faut faire l'opération de bas en haut.

M. *de Wenzel* passe ensuite aux maladies des capsules du crystallin, soit antérieure, soit postérieure ; il rapporte des observations qui tracent la conduite qu'on a à tenir dans ces sortes de cas.

L'Auteur parle dans cet article des Cataractes secondaires, qu'il nomme lymphatiques ; il dit qu'elles exigent une seconde opération, ce qu'il confirme par l'historique d'une maladie de cette espèce.

Il trace des préceptes sur les pansemens qui doivent suivre l'opération ; il les réduit à des moyens très-simples, si des cas particuliers, mais rares, n'en exigent de plus compliqués.

Il fait mention d'un cas extraordinaire, qui est le décollement de l'iris dans une partie de sa circonférence, sans que cet accident ait empêché le malade de voir.

Avant que de terminer son Ouvrage, il parle d'une maladie nommée staphylome. Il fait le tableau des divers moyens employés tant par les Anciens que par les Modernes, & dit qu'il a toujours été d'avis d'abandonner ceux de l'iris aux soins de la Nature, & propose d'en faire l'excision, lorsque le staphylome est produit par la membrane de l'humeur aqueuse, sur-tout lorsque cette maladie est de longue durée.

Enfin l'Ouvrage est terminé par un moyen de faire une pupille artificielle, lorsque la pupille se referme à la suite de l'opération, ou à raison de quelques maladies de l'organe. L'utilité de cette invention est prouvée par des faits.

L'Ouvrage de M. le Baron *de Wenzel*, notre Confrère, est tissu d'Observations qui confirment la doctrine qu'il établit ; nous jugeons conséquemment que la Faculté peut y donner son Approbation.

Signé MAJAULT. POURFOUR DU PETIT. THIERY, Médecin consultant du Roi. DESESSART. DESBOIS DE ROCHEFORT.

Nota. On observera que les deux méthodes d'opérer la Cataracte ne sont pas choses neuves, puiſqu'on trouve dans Pline, au Liv. 29, chap. 1, page 526, lig. 12, édit. de Paris, 1532, ce qui ſuit :

Squamam in oculis emovendam potiùs quàm extrahendam.

« Abaiſſer la Cataracte, plutôt que de l'ex-
» tirper ».

M. l'Abbé Guéroult, de qui eſt la traduction, auroit peut-être mieux fait de ſubſtituer le mot *extraire* à celui d'*extirper*.

Ouï le Rapport de MM. Majault, Pourfour du Petit, Thiery, Desessart, & Desbois de Rochefort, Commiſſaires nommés par la Faculté de Médecine de Paris, pour examiner l'Ouvrage de M. le Baron de Wenzel, notre très-honoré Confrère, intitulé *Obſervations ſur la Cataracte*, &c. la Faculté a cru devoir louer le travail de l'Auteur, en accueillant d'une manière diſtinguée les conclu-ſions de MM. les Commiſſaires, & conſent que ledit Ouvrage ſoit imprimé.

Donné aux Ecoles de Médecine, ce trois Septembre mil ſept cent quatre-vingt-cinq.

J. Charles, H. Sallin, Doyen.

Typis mandetur J. C. H. Sallin, Decanus.

TABLE

EXPLICATION

des Figures.

FIGURE I. Repréfente la lame de notre cératotome hors du manche, & vu pour être employé de la main droite.

Figure II. Repréfente le cératotome pour être employé de la main gauche, par conféquent le tranchant en bas. *A* le dos. *B*, le tranchant. *C*, une marque d'or incruftée dans le manche pour indiquer le dos.

Figure III. Le cératotome, vu pour être employé de la main droite. *A*, le dos. *B*, le tranchant. *C*, la lame d'or incruftée dans le manche pour indiquer la partie oppofée au tranchant.

Figure IV. Le cératotome perçant la cornée obliquement & introduit dans la pupille pour incifer la capfule antérieure. *A*, le tranchant du cératotome. *B*, l'endroit de la cornée percé par l'inftrument. *C*, la pointe entrée dans la pupille.

Figure V. Le cératotome paffé à travers la cornée transparente. *A*, le tranchant.

Figure VI. Repréfente le trajet de l'inftrument. *A*, marque le cercle de l'incifion.

Figure VII. Repréfente l'inftrument pratiquant l'opération dans la partie fupérieure de la cornée. *A*, le dos. *B*, l'endroit où l'inftrument eft entré. *C*, celui où il eft forti.

Figure VIII. L'afpect que préfente l'incifion faite obliquement dans la partie fupérieure. *A*, la ligne parcourue par l'inftrument.

Figure IX. Le manche dans lequel fe trouve l'aiguille d'or *A*. & la curette *B*.

Figure X. Le crochet de fer recourbé en forme d'hameçon.

Figure XI. La pince pour extraire la capfule antérieure &
poftérieure lorfqu'elles font opaques.

Figure XII. L'ophtalmoftat de *Rumpelt*, décrit auffi par
Brambilla.

Figure XIII. Manière de pratiquer une pupille artificielle:
B, le lambeau formé dans l'iris, qui cependant n'eft
jamais auffi bien conformé. *A*, l'endroit par lequel eft
entré le cératotome. *C*, la pointe du cératotome forti
de la cornée. *D*, le tranchant de l'inftrument.

Figure XIV. Afpect que préfente l'œil après qu'on a pratiqué l'opération de la pupille artificielle. *A*, le lambeau de
l'iris qui n'eft jamais auffi bien conformé qu'il eft repréfenté ici, mais qu'il étoit néceffaire de marquer ainfi pour
être plus clair. *B*, trace de l'incifion pratiquée dans la
cornée tranfparente.

N. B. Les *Cératotomes* font repréfentés un peu trop per-
pendiculaires dans les figures ; ils devroient-être un tant foit
peu plus obliques, ainfi que les lignes tracées dans les yeux
qui font feuls & qui indiquent la marche de l'inftrument.

---

*ERRATA à lire avant de commencer
la lecture de cet Ouvrage.*

page	l'gne	aulieu de	lifez
28	21	Galien,	*Callifen*
32	28	Tom. 2. 17	Tome 2. pag. 17.
63	19	de fe faire	de fe faire.
98	25	(*Fig. 9.*)	(*Fig.* 10.)
138	6	de la *Verdine*,	de la *Verine*,
174	2	dans fa convexité,	fur fa convexité & dans fa concavité
188	20	*fynizes*	*fynizefis*
190	5	Beaucoup d'autres	Beaucoup d'Auteurs
192	9	fa capfule,	la capfule,

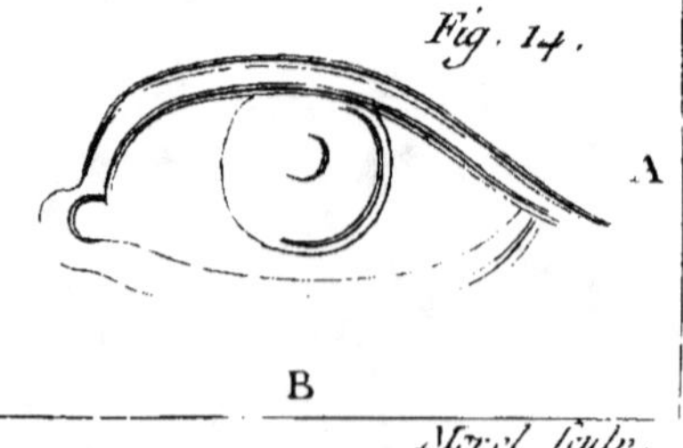

Fig. 14.
A
B
Morel Sculp.

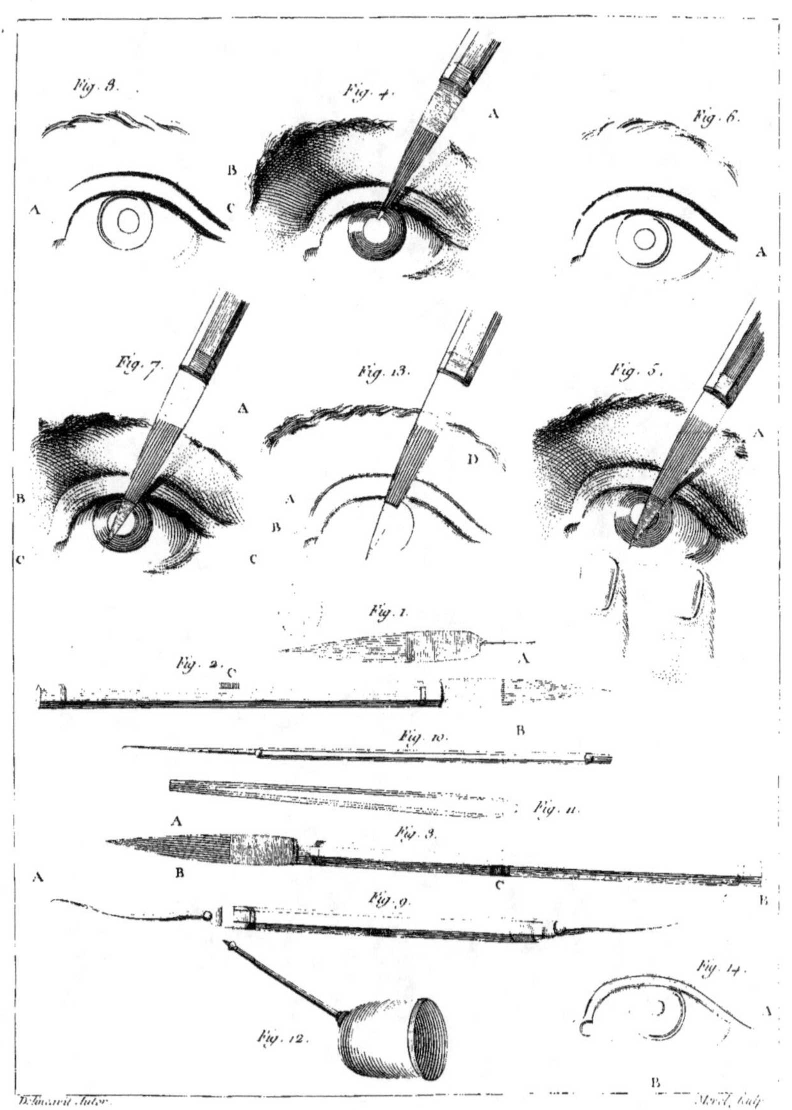

Fig. 3.
Fig. 4.
Fig. 6.
Fig. 7.
Fig. 13.
Fig. 5.
Fig. 1.
Fig. 2.
Fig. 10.
Fig. 11.
Fig. 8.
Fig. 9.
Fig. 12.
Fig. 14.
A
B
C
D

TABLE
DES MATIERES.

O

Q.

R.

V. W.

Y.

Z.

Fin de la Table des matières.

APPROBATION.

J'AI lu, par ordre de Monfeigneur le Garde-des-Sceaux, un Manufcrit *Sur la Cataracte, avec des Obfervations*, par M. LE BARON DE WENZEL, fils. Cet Ouvrage eft le fruit d'une longue expérience : né du fein de l'art, il ne peut être que très-utile à fes progrès ; & il feroit inappréciable, fi la dextérité de MM. DE WENZEL pouvoit être tranfmife, & qu'elle fût fufceptible d'être décrite comme les obfervations intéreffantes contenues dans ce Traité, que je juge digne de l'impreffion. A Paris, le 29 Novembre 1785.

Signé, LOUIS, Cenfeur Royal,
Sécrétaire perpetuel de l'Academie Royale de Chirurgie.

PRIVILÉGE DU ROI.

LOUIS, PAR LA GRACE DE DIEU, ROI DE FRANCE ET DE NAVARRE, A nos amés & féaux Confeillers, les Gens tenans nos Cours de Parlement, Maîtres des Requêtes ordinaires de notre Hôtel, Grand-Confeil, Prevôt de Paris, Baillis, Sénéchaux, leurs Lieutenans Civils, & autre, nos Jufticiers qu'il appartiendra, SALUT : Notre amé le Sieur DUPLAIN, Libraire de Paris, Nous a fait expofer qu'il defireroit faire imprimer & donner au Public, *Le Traité de la Cataracte, avec des obfervations*, par *M. le Baron de WENZEL, fils*, s'il Nous plaifoit lui accorder nos Lettres de Privilège pour ce néceffaires. A CES CAUSES, voulant favorablement traiter l'Expofant, Nous lui avons permis & permettons par ces Préfentes, de faire imprimer ledit Ouvrage autant de fois que bon lui femblera, de le vendre, faire vendre & débiter par tout notre Royaume, pendant le tems de *dix années* confécutives, à compter de la date des Préfentes. Faifons défenfes à tous Imprimeurs, Libraires & autres Perfonnes de quelque qualité & condition qu'elles foient, d'en introduire d'impreffion étrangere dans aucun lieu de notre obéiffance ; comme auffi d'imprimer ou faire imprimer, vendre, faire vendre, débiter ni contrefaire ledit Ouvrage fous quelque prétexte que ce puiffe être, fans la permiffion expreffe dudit Expofant, fes hoirs ou ayant caufe, à peine de faifie & confifcation des exemplaires contrefaits, de fix mille livres d'amende, qui ne pourra être modérée, pour la première fois, de pareille amende & de déchéance d'état en cas de récidive, & de tous dépens, dommages & intérêts, conformément à l'Arrêt du Confeil du 30 Août 1777, concernant les contrefaçons. A la charge que ces Préfentes feront enregiftrées tout au long fur le Regiftre de la Communauté des Imprimeurs & Libraires de Paris, dans trois mois de la date d'icelles ; que l'impreffion dudit Ouvrage fera faite dans notre Royaume & non ailleurs ; en bon papier & beaux caracteres ; conformément au Réglement de la Librairie, à peine de déchéance du préfent Privilége ; qu'avant de l'expofer en vente, le manufcrit qui aura fervi de copie à l'impreffion dudit Ouvrage fera remis dans le même état où l'Approbation y aura été donnée, ès mains de notre très-cher & féal Chevalier, Garde-des-Sceaux de France, le fieur HUE DE MIROMÉNIL, Commandeur de nos Ordres, qu'il en fera enfuite remis deux Exemplaires dans notre Bibliothéque publique, un dans celle de notre Château du Louvre, un dans celle de notre très-cher & féal Chevalier, Chancelier de France, le Sieur DE MAUPOU, & un dans celle dudit fieur HUE DE MIROMÉNIL ; le tout à peine de nullité des Préfentes. Du contenu defquelles vous mandons & enjoignons de faire jouir ledit Expofant & fes ayans caufe, pleinement & paifiblement, fans fouffrir qu'il leur foit fait aucun trouble ou empêchement. Voulons que la Copie des Préfentes, qui fera imprimée tout au long au commencement ou à la fin dudit Ouvrage, foit tenue pour dûement fignifiée, & qu'aux Copies collationnées par l'un de nos Amés & féaux Confeillers-Secrétaires, foi foit ajoutée comme à l'original. Commandons au premier notre Huiffier ou Sergent fur ce requis, de faire pour l'exécution d'icelles, tous Actes requis & néceffaires, fans demander autre permiffion, & nonobftant clameur de Haro, Charte Normande, & Lettres à ce contraires. Car tel eft notre plaifir. DONNÉ à Paris, le vingt-unième jour du mois de Décembre, l'an de grâce mil fept-cent quatre-vingt-cinq, & de notre Regne le douziéme. Par le Roi, en fon Confeil.

Signé LE BEGUE.

Regiftré fur le Regiftre XXII. de la Chambre Royale & Syndicale des Libraires & Imprimeurs de Paris, N° 500. fol. 459, conformément au difpofitions énoncées dans le préfent Privilége ; & à la charge de remettre à ladite Chambre les neuf Exemplaires prefcrits par l'arrêt du Confeil du 16 Avril 1785 : A Paris, ce vingt-trois Décembre 1785.

Signé LECLERC, *Syndic.*

De l'Imprimerie de LOTTIN DE SAINT-GERMAIN, rue Saint André-des-Arcs. 1786.

www.ingramcontent.com/pod-product-compliance
Lightning Source LLC
LaVergne TN
LVHW021155050726
842519LV00002B/631